D1727776

CARNET DE BORD D'UNE FIBRO LIBÉRÉE

ISBN : 9798737331887

Estelle GODART

CARNET DE BORD D'UNE FIBRO LIBÉRÉE

La Fibromyalgie, je m'en suis sortie,
pourquoi pas vous ?

Journal de bord pour un changement de vie

Sommaire

Remerciements

Je tiens à remercier tout particulièrement ma famille, mes parents, mon frère, ma belle-sœur, mon neveu, ma nièce, mon filleul, mes cousins et cousines, oncles, tantes, grands-parents, amis, copains ainsi que mes ex-collègues et clients, vivants et décédés qui m'ont apporté et m'apportent encore beaucoup.

Ils m'ont permis et me permettent de comprendre et de travailler là où résonnent en moi les mots qui m'ont fait et me font encore mal. Grâce à eux, j'ai pu avancer sur mon chemin, vers ma liberté et la reconnexion à mon être profond.

De vous voir changer et évoluer à votre tour m'a permis de comprendre que le changement des autres ne se fait pas en le leur demandant mais, avant tout, en se changeant soi-même. Nous sommes le miroir au travers duquel les autres peuvent changer à leur tour. Sans cela, il ne peut rien se passer.

Alors, MERCI À VOUS d'avoir été vous, pour que je puisse enfin me trouver et être moi. Sans vous et sans la fibromyalgie, mon chemin aurait été bien différent.

Merci !

Préface

Dans ce livre qui est mon premier, j'aborde ma vie, la fibromyalgie, mon combat, mon évolution, ma responsabilité, ma prise de conscience et mes actions.

Le voyage que j'ai entrepris et les choix que j'ai faits dans ma vie, ont déterminé le chemin sur lequel je suis.

Ceci est valable pour nous tous.

Nous sommes tous acteurs de notre vie et chaque jour, nous déterminons le chemin que nous prenons. Ce chemin nous responsabilise et détermine notre passé et notre futur, d'où l'importance d'être chaque jour, qui nous voulons être, ici et maintenant, lucides dans nos choix, qui déterminent ce que nous sommes, qui nous sommes et qui nous deviendrons. Ceci fonctionne pour tout : notre travail, notre famille, nos amours, notre santé, notre alimentation, notre mental, notre physique, notre moral, notre planète, nos rapports avec les autres, notre rapport avec nous-même.

Chaque personne que nous rencontrons nous apporte quelque chose, nous permet d'être qui nous sommes. Que la relation soit positive ou négative, que la personne soit de passage ou qu'elle reste dans notre vie, dans tous les cas, elle va nous permettre de devenir quelqu'un, d'apprendre quelque chose, d'avancer, d'évoluer. À nous d'être attentifs à en tirer le meilleur, le positif et de ne garder que ce qui est bon pour nous et ce qui nous permet d'avancer.

Nous voulons des choses dans notre vie, nous parlons, nous parlons beaucoup, nous donnons beaucoup de conseils mais en fait, nous sommes en contradiction avec nous-mêmes. Car nous n'agissons pas, nous ne faisons pas ce que nous disons aux autres de faire, nous n'appliquons pas les conseils que nous donnons. Nous ne faisons souvent rien de logique et avons perdu notre bon sens. Il est donc normal que notre vie ne nous convienne pas, étant donné que nous ne faisons rien pour la changer. Nous pensons être dans une impasse, nous pensons beaucoup mais en fait nous ne faisons rien. Nous ne faisons rien pour avoir la vie que nous rêvons d'avoir ! Nous nous trouvons beaucoup d'excuses, souvent par peur. Nous rejetons la faute sur les autres, l'hérédité, les gènes, les parents, l'éducation, l'échec, le jugement et toutes sortes d'excuses qui nous permettront de justifier le fait de ne pas pouvoir faire ce que nous voulons. C'est une fois libérés de ces chaînes, que commencent notre liberté et la prise de conscience de ce que nous sommes capables de faire et d'être ce que nous voulons vraiment être !

La seule personne qui peut vous empêcher d'être qui vous voulez être, c'est vous !

Ce livre retrace ma réalité, mon vécu et ce que j'en ai tiré. À aucun moment, il ne pourra remplacer un professionnel de santé, à aucun moment, vous ne devrez vous sentir obliger de suivre ce qui y est indiqué et d'y croire. Vous êtes seul(e) responsable de vos choix, de vos décisions et de vos croyances qui détermineront le chemin que vous prendrez, libre à vous de faire ce que vous désirez faire.

Action préalable
à la lecture de ce livre :

Regardez-vous dans le miroir

*Q : **Qui êtes-vous ?** (N'indiquez pas votre prénom, décrivez qui vous êtes - par exemple : je suis une personne spontanée, simple, franche, qui doute et qui n'a pas confiance en elle, joyeuse, ...)*

R : ....
....
....
....
....
....
....
....
....
....
....
....
....
....

Q : Qui désirez-vous être ? Quelle personne voulez-vous devenir ? *(Détaillez : je veux être une personne qui a confiance en elle, qui est sûr(e) d'elle, en bonne santé et qui fait du sport, ...)*

R : ....

....

....

....

....

....

....

....

....

....

....

....

....

....

....

....

....

....

....

Carnet de bord d'une fibro libérée

....
....
....
....
....
....
....
....
....
....
....
....
....
....
....
....
....
....
....
....
....
....
....
....
....
....
....

Chapitre 1

Ma vie : enfance, adolescence et passage à l'âge adulte

Avant de parler de LA fibromyalgie, il me semble important de vous parler de moi... Pourquoi ? Tout simplement parce que la maladie ne vous tombe pas dessus par hasard !

Je me suis toujours demandé pourquoi j'étais née ici, avec ces personnes et dans cet environnement.

Je me suis toujours mise à l'écart étant donné que je me suis toujours sentie différente des enfants de mon âge et même des adultes, je sentais comme un décalage entre eux et moi. À l'école, je ne comprenais pas les autres enfants (leurs réactions, leurs agissements) et en grandissant, cela n'a pas changé.

Le comportement des autres m'a toujours posé problème.

En fait, j'ai toujours pensé que, soit, je n'étais pas d'ici, de la terre, soit, j'étais certainement plus vieille, plus mature, plus sage que les autres.

Les actes malveillants, la méchanceté des enfants entre eux, les moqueries, je me suis toujours demandé pourquoi ils faisaient ça et à quoi cela leur servait...

Quelquefois, j'étais là physiquement mais mon esprit n'était pas présent, il était comme déconnecté de cet univers ou en mode « pause » pour attendre que les moments qui ne me convenaient pas se terminent et que je me retrouve enfin avec moi-même à faire ce que j'avais envie de faire.

Je n'osais pas parler aux gens, même à ceux que je connaissais, j'avais peur. On disait souvent que les enfants ne devaient pas couper la parole ou déranger les adultes alors je respectais et n'osais pas le faire. Je rougissais et ne savais pas quoi dire, je bafouillais, les autres se moquaient de moi alors je me taisais. Il n'y avait que lorsque j'étais chez moi, dans mon environnement réconfortant, que je me laissais aller à être moi-même, avec quelques personnes de confiance et encore ! Quand je me lâchais, je lâchais tout. J'étais un vrai clown qui allait souvent très, voire trop loin. J'avais pourtant déjà une grande volonté. J'ai fait de la danse classique, j'aimais beaucoup ça mais j'ai pourtant décidé d'arrêter pour me consacrer à l'école ... petite, je suçais mon index gauche ; à sept ans, j'ai décidé que je ne le sucerais plus et je ne l'ai plus jamais sucé.

À l'école, il n'y avait pas que mes camarades de classe qui étaient bizarres et se comportaient bizarrement, la maîtresse aussi. Elle a même cru que j'étais dyslexique, je ne sais vraiment pas pourquoi elle a cru cela était-elle médecin ou orthophoniste pour poser ce diagnostic ?

Le problème, c'est que nous sommes entourés de gens que nous voulons mettre dans des cases, seulement je ne rentre dans aucune case, je suis moi, je suis unique, ce qui veut dire que je suis différente de tout le monde, pas vous ?

Si vous me dites *non* alors là, vous continuez à me sembler bizarre. Quand j'étais au collège, une fois, à la récré, mes camarades de classe m'ont touché les seins... Je ne sais pas vous, mais pour moi, c'est intrusif et irrespectueux et encore plus bizarre. Quand vos parents vous achètent des vêtements à la mode pour ne pas que les autres élèves se moquent de vous, je trouve aussi ça bizarre. Quand on me dit *J'espère que tu ne m'annonceras pas un jour que tu aimes les femmes*, je trouve ça encore très bizarre. Quand ma grand-mère me dit *J'aimerais que tu me fasses un petit enfant avant que je ne meure*, je trouve cela super glauque. En plus, ça « fout la pression » et quand on me dit : *Ce n'est pas normal que tu sois toujours célibataire, tu dois être difficile ou ça cache quelque chose*, ça aussi c'est bizarre.

Au final, je pense que malgré le fait que je sois unique et que j'en sois fière maintenant, je trouve la plupart des autres personnes vraiment très bizarres dans leur « unicité normale de ce monde modelé de norme ». En ressortant mes vieux journaux intimes, je me suis rendu compte que, hormis le fait que je me sentais « différente », j'avais surtout un besoin incommensurable d'être aimée. J'étais sans cesse amoureuse d'un amour sans espoir, trouvé, égaré, imaginé, idéalisé, rêvé... bref, l'amour des autres et surtout d'un autre, était le thème de toutes mes doses et overdoses de chagrin, de mélancolie et de tristesse. Pourtant, je n'ai pas été attirée tôt par le sexe opposé, étant donné que l'on m'avait dressé un tableau pas élogieux du tout des hommes, sûrement volontairement, pour me protéger. Malheureusement, j'avoue que ça m'a bien bloquée.

Lorsque j'étais petite, j'avais dit à une amie d'enfance, plus âgée que moi, avec qui je me suis toujours sentie libre d'être vraiment moi, que, plus grande, je voudrais être clown. Bon, c'est plutôt raté même si j'aime bien faire la fofolle de temps en temps, un peu comme vous, non ? Ne me dites pas *non* car je trouverais ça bizarre...

En fait, j'ai eu une période « clown triste » pendant mon adolescence, vous savez, le blanc, l'Auguste. Je pense que durant une grande partie de mon adolescence, je n'étais pas heureuse et épanouie. Comme me l'a dit une médium que j'apprécie beaucoup : *Estelle, celle qui cherche son père ? son repère.* C'est tout à fait ça, je me suis sentie perdue durant une très grande partie de mon enfance, mon adolescence et à l'âge adulte, jusqu'à mes quarante ans. Je pensais que ce qu'on me disait était la vérité, j'écoutais et je suivais les conseils, bêtement, sans me poser de questions. Je ne savais pas ce que je voulais faire dans la vie, je ne savais pas qui j'étais, je découvrais mon corps et mes réactions par rapport à ce que les autres me disaient. Je ne me posais jamais de questions, je me laissais vivre comme une rivière qui coule et ne sort jamais de son lit.

Quand on me demandait *que veux-tu faire dans la vie* ou *qu'en penses-tu ?* Je ne savais pas quoi dire, je n'avais aucun avis sur rien ou alors pire, je disais ce que l'autre voulait entendre pour faire plaisir, ne pas décevoir et ne pas être rejetée. Je ne savais pas trop ce que je devais faire, ce que je devais dire et qui je devais être. À l'école, je ne m'épanouissais pas, je trouvais que c'était long et pas intéressant. En fait, je le faisais parce que je devais tout simplement le faire, je ne voyais pas d'autres chemins.

C'était comme ça et pas autrement, le genre de pensées limitantes et le genre de croyances qui vous formatent pour vous faire rentrer dans un moule. Sauf qu'en fait, chose que je ne savais pas, le moule faisait une taille S et moi j'ai une taille sans limites donc je ne pouvais pas me sentir à l'aise dans ce moule mais j'essayais d'y entrer malgré tout. Faire plaisir, il faut le faire car c'est comme ça !

Donc, il faut essayer de faire rentrer les données de l'école dans sa tête car il faut absolument réussir et avoir son bac sinon vous serez une délinquante et vous ne vous en sortirez pas dans la vie ! Je me mettais tellement la pression que rien ne rentrait dans ma tête, ma prof d'éco-droit m'a dit une fois *mais Estelle, je ne comprends pas, vous êtes sérieuse, vous apprenez et vous ne retenez rien, pourquoi vous vous mettez une telle pression ?* Quand on a son « repère » qui nous dit souvent qu'on passe *son temps à bouffer et à rien faire*, on finit par le croire. J'étais donc, dans ma tête devenue grosse, nulle et bonne à rien et ça m'a fait beaucoup de mal pendant très longtemps. Faire comme tout le monde, faire plaisir à tout le monde, rentrer dans le moule...

À aucun moment je ne me suis posé la question de savoir si c'était ce qu'il fallait faire ou pas. Pour moi, c'était comme ça car ne pas faire comme tout le monde, c'était être marginale, c'était mal vu par les autres (famille, amis) *tu te rends compte lui il est comme ça, lui il fait ça, ça la fout mal, qu'est-ce que vont penser les autres, ça ne se fait pas, la honte*. Pour moi il ne fallait donc pas se différencier mais plutôt devenir comme "tout le monde", "normal", être un fantôme, se noyer dans la masse et passer inaperçue sans se faire remarquer, c'était la voie à suivre. Je la suivais donc sans me poser de questions comme un enfant sage qui écoute bien ses parents.

Pourtant, la vie n'a fait que de me rappeler sur une voie qui était très différente mais ne l'écoutant pas, voulant tout contrôler pour rentrer dans ce fichu moule, je me suis créé des blocages qui, à la longue, se sont transformés en douleurs mais ça je l'ai compris que bien plus tard.

Heureusement, il n'est jamais trop tard, tant que nous sommes en vie. Je suis tombée amoureuse pour la première fois lorsque j'étais en sixième et déjà, ça partait mal, il en draguait une autre et jouait sur les deux tableaux ... heureusement à cet âge-là, on ne va pas plus loin qu'un bisou. Ensuite j'ai changé de collège. Oui, j'ai changé pas mal d'établissements scolaires, j'ai redoublé deux fois et comme j'ai fait un BEP et que je suis repassée en Première d'adaptation, c'est comme si j'avais redoublé trois fois. Bref, je m'égare...

Ensuite, lorsque j'avais seize ans, un garçon plus âgé que moi de deux ans, à l'âge qu'on avait, c'était beaucoup comme différence d'autant que lui était majeur. Il était fou amoureux de moi, mes copines m'avaient prévenue et comme je ne voulais pas "m'emmerder avec ça" briefing de ma mère qui m'a bien prévenue, il ne s'est donc rien passé et j'ai fait un déni de cette relation, je le prenais pour un copain et rien de plus, il avait même dormi à la maison. Je sais qu'au plus profond de moi j'avais envie mais je le refusais. Imagine un peu si tu tombes enceinte, ta vie est foutue et la réputation après, n'en parlons pas. Donc ma vie sentimentale est restée bloquée jusqu'à mes dix-neuf ans.

À dix-neuf ans, je suis de nouveau tombée amoureuse d'un garçon plus jeune que moi de deux ans (tiens, c'est rigolo... non, ça ne vous rappelle rien ?!) il était mineur mais je m'en foutais. C'était une découverte pour moi. J'ai découvert beaucoup de choses très intimes en moi et j'avais une envie très forte de passer à l'étape cruciale sauf qu'il était très respectueux et a préféré ne pas aller plus loin. Super, enfin un mec bien mais j'étais très frustrée et voyant l'âge avancer et mes copines toutes casées, encore une fois, je me foutais la pression. J'ai donc provoqué le destin et pris en main le contrôle de ma vie.

À vingt ans, j'étais casée et prête à me marier, acheter une maison et fonder une famille, tout ça dans l'ordre bien sûr et j'y tenais. Sauf que lui, l'ordre et les cases, il n'y prêtait pas attention et pire encore il ne voulait pas en faire partie. « Merde, ma fille s'est mise avec un marginal, que vont penser les autres ? ». Bon finalement, il passait partout et au final il n'était pas si marginal que ça et c'est moi qui ai fini seule, effondrée avec toutes mes croyances et pensées limitantes au bout de sept ans de relation. J'étais folle, voilà pourquoi il était parti, d'après certains j'étais folle, oui, j'ai été folle de ne pas avoir été moi et d'avoir cru bon de faire et penser comme tout le monde pendant sept ans.

Sept ans, le cap fatidique qui au final m'a libérée, délivrée alors que je n'en étais pas encore consciente. En fait, depuis que je suis toute petite, du plus loin que je puisse m'en souvenir, j'ai toujours senti que j'étais guidée, que mon esprit me délivrait des messages mais bien sûr je ne les écoutais pas. Forcément quand un garçon vous plaît et que votre « Estelle intérieure » vous dit « N'y va pas, ce n'est pas bon » vous, qu'est-ce que vous faites ? Bah vous y allez, après tout, qui ne tente rien n'a rien. Bon bah c'était pas bon, je me suis bien ramassée, j'en ai bien souffert et j'ai appris que je devais écouter plus ma voix intérieure et non, tous les hommes ne sont pas mauvais. Je suis juste allée vers quelqu'un qui me renvoyait quelque chose que je n'avais pas guéri et ça, je l'ai reproduit au moins dix fois, si ce n'est plus, oui, je suis comme ça, j'aime bien aller là où ça fait mal tant que je n'ai pas bien compris le message. Alors oui, j'ai contrôlé beaucoup de personnes, surtout moi, et j'en ai blessé en agissant ainsi. Sur le moment, je ne me rendais compte de rien car j'agissais selon mes croyances et mes pensées limitantes et même si certaines personnes me reprochaient mes agissements, mes comportements, je ne comprenais pas. Tout en agissant ainsi, je subissais toujours les croyances et pensées limitantes de mes proches qui, involontairement, continuaient à avoir la main mise sur mon mental et mon comportement. J'étais devenue la Wonder Woman de certains, je m'occupais de tout sauf de moi, je gardais en moi cette colère qui devenait de plus en plus grande, que je ne comprenais pas et que je n'arrivais pas à exprimer.

S'exprimer, dire, communiquer ce que l'on ressent, je ne savais pas comment faire, je ne l'ai jamais appris. Bah oui, faut faire comme tout le monde et ne pas faire de vagues, alors on garde tout en soi et cette colère grandit à l'intérieur de soi jusqu'à devenir un volcan prêt à jaillir à tout moment sauf qu'il ne se passait rien dehors, tout était dedans. L'accumulation de ne rien dire depuis tant d'années, de faire comme tout le monde, de subir car c'est « comme ça », de reproches, de réflexions ! Ne sachant pas quoi et comment faire, j'ai tout gardé en moi comme une fille sage.

La plupart des gens, qu'ils soient proches ou non, ont des avis contradictoires, un jour ils disent « Quand tu étais avec lui, on l'aimait » et un jour alors que je n'étais plus avec « Finalement, il n'était pas si bien ». L'avis des autres, ce n'est que la vie des autres, le plus important c'est ce que moi je ressens, finalement. Sauf que les dés étaient pipés dès le départ car je suis allée contre mon ressenti en me disant « Oh, je peux me tromper » et si quelqu'un m'avait dit de ne pas y aller, j'y serais allée quand même.

Cette période de fin de couple avec le début du célibat m'a permis de voir la vie sous un nouvel angle. Je découvrais la vie autrement et au fond de moi, ma voix intérieure me l'avait déjà dit. C'était ça ma vie, je devais apprendre à vivre seule, à tout faire seule et à m'aimer seule pour mieux avancer.

J'avais beaucoup de mal à l'accepter, j'étais encore dans le déni alors, je continuais à m'accrocher à mes croyances. Alors que j'étais en perdition totale, j'ai fait la connaissance de Denise par hasard, même si je sais maintenant qu'il n'y a pas de hasard, … C'est une amie qui me l'a présentée, Denise m'a parlé de ce qu'elle faisait et cela a été une véritable révélation pour moi. Pour la première fois de ma vie, je savais ce que j'avais envie de faire et ce que je voulais faire. Denise a appris la médecine chinoise, elle m'en parlait passionnément et j'étais en admiration devant cette femme, son vécu et cette médecine que je ne connaissais pas, une médecine venue de nulle part qui débarque dans ma vie et qui me captive totalement.

Je me suis inscrite à une formation et j'ai appris pendant deux années la médecine chinoise, la relation des organes-entrailles en lien avec les émotions, les méridiens, les points d'acupuncture, apprendre à piquer les points, la manipulation du corps humain et le massage chinois : le tuina. La première fois que j'ai massé, j'ai ressenti une énergie, une sensation en moi que jamais je n'avais ressenties avant. Pour moi le massage thérapeutique chinois fut une révélation, comme un autre sens qui s'ouvrait en moi, je me sentais moi, vraie, complète, entière. Puis, faute de pratique et d'apprentissage technique suffisant car peu de personnes autour de moi désiraient être cobaye, j'ai échoué à mon examen d'acupuncture. Mon travail non épanouissant et non valorisant me prenait beaucoup d'énergie car je travaillais les jours fériés, les week-ends, payée au SMIC, ne voyant plus personne puisque mes repos étaient en semaine. Mes horaires ne me permettaient plus de voir qui que ce soit en-dehors des collègues avec qui j'avais lié une amitié fraternelle.

Durant les périodes où je n'allais pas bien, j'ai toujours pensé à mon grand-père paternel. Il est parti lorsque j'avais trois ans et malgré ce jeune âge, je me souviens des moments passés avec lui comme si c'était hier. Quelque part, j'ai toujours su qu'il était avec moi quand il le fallait : quand mes amis sortaient sans moi, quand je me retrouvais seule car mon chéri me quittait, ne donnait pas de nouvelles ou que je ne comprenais pas les situations que je vivais. Il était là et il est toujours là, près de moi à me souffler des mots réconfortants : « Ce n'est pas grave, ne t'en fais pas » ; « Occupe-toi de toi et personne d'autre » ; « Aime-toi, prends soin de toi, c'est le plus important » ; « Tu ne seras jamais seule, on veille sur toi » ; « Fais ta vie et ton chemin à toi » ; « Aie confiance » ; « Vas-y avance, vis tes rêves » ; « Quoi qu'il arrive, tu n'as besoin que de toi pour avancer et tout s'ouvrira pour que tu réalises ton vrai voyage ». Pendant très longtemps, je n'ai pas écouté ces messages, je n'en ai fait qu'à ma tête. J'ai eu ma période grunge/punk/gothique, je me cherchais, j'avais ce besoin d'appartenance à un groupe à une communauté avec ce côté rebelle dans l'âme. J'étais toujours dans le mental, le contrôle, la raison, à m'obstiner avec l'égo qui me parasitait et me poussait droit dans le mur exprès pour que je le prenne. Tout cela pour bien comprendre que je faisais fausse route et, des fausses routes, j'en ai pris, mais elles étaient nécessaires pour que je comprenne. Nous rencontrons des personnes qui sont là pour nous faire grandir, avancer, évoluer... Parfois, elles réveillent en nous quelque chose qui nous fait mal. Tout cela est pourtant nécessaire pour nous permettre de surmonter nos blessures.

C'est à ce moment-là que j'ai découvert Lise Bourbeau et *Les 5 blessures qui empêchent d'être soi-même* et que j'ai eu la chance de rencontrer Dany. Au départ, c'était un collègue et avec mes croyances limitantes, je le trouvais bizarre pour ne pas dire marginal et puis une fois que j'ai enlevé ce filtre et cette croyance, il est devenu ma « couille » et moi sa « nounoute » et oui c'est comme ça qu'on s'appelait. On avait une amitié fraternelle, une communication télépathique et une relation hors du commun. Comment l'expliquer ? Impossible, ça se vit, ça ne s'explique pas. Une relation d'amour pur, désintéressé et inconditionnel. Il était là pour moi et j'étais là pour lui, tout simplement, sans se poser de questions et naturellement. Jusqu'au bout, il a été là et même plus encore car il est encore là, à veiller sur moi. Il n'y a pas d'explication rationnelle à donner, ça se vit tout simplement et tant qu'on n'a pas vécu ce genre de relation, on ne peut pas savoir ce que c'est. Je l'ai autorisé à partir par amour et il est venu me dire « t'inquiète pas, tout va bien se passer » dans une dernière étreinte sur la route des adieux. Les moments les plus forts ne peuvent pas être oubliés surtout quand ce sont les plus purs et les meilleurs. Il s'est battu jusqu'au bout, il a cru qu'il s'en sortirait, je suis sûre qu'il doit être au Brésil maintenant, là où il a toujours eu envie d'aller.

Je me suis battue pour lui, et même si je ne comprenais pas ce qui m'arrivait, même si, à plusieurs reprises, j'ai pensé très fort à tout arrêter, je me suis raisonnée. Ma voix intérieure me disait « Lâche rien, montre-leur que tu es plus forte qu'eux, tu vas leur montrer qu'ils se trompent, qu'ils ont tort et que tant qu'on est en vie, on peut tout réussir ». Je sais que j'ai raison, quoi qu'il arrive, ma vie, mon corps m'appartiennent et personne n'a le droit de me diriger et de me manipuler. Je sais ce que je vaux et moi seule sais qui je suis, quoi qu'ils en disent. Ils ne me montrent que le reflet de ce qu'ils ne comprennent pas. À eux de faire leur part du job et si ça les dérange, c'est leur problème pas le mien, j'ai assez de ma part à travailler, le reste leur appartient.

Qui sont-ils pour me dire ce que je dois dire, faire, ressentir ? Je ne suis pas eux et ils ne sont pas moi.

Qu'est-ce que j'ai fait pour en arriver là ?

Qu'est-ce que je n'ai pas fait pour en arriver là ?

Tant qu'on est vivant, on peut s'en sortir et vivre épanoui(e) et bien dans son corps, il suffit juste d'avoir le bon mode d'emploi et les bonnes motivations.

Plus nous restons entêtés et bloqués dans nos croyances, moins nous sommes libres. Lorsque nous retrouvons cette liberté, nos maux se libèrent et cessent d'être en nous car se libérer les libère eux-mêmes.

Depuis aussi longtemps que je m'en souvienne, j'ai très peu été entendue, écoutée et prise au sérieux. Je sais dans mon for intérieur que je ne raconte pas de bêtises. Seulement, entre ce qui se passe en moi et ce qui sort de ma bouche, j'ai souvent le sentiment de ne pas être comprise. J'ai souvent cru que je ne venais pas de la même planète que beaucoup de gens sur terre et grâce à cette différence, car oui, maintenant, pour moi c'est une différence, oui je sais que je suis différente. Je l'accepte et j'en abuse, bref, je m'assume totalement. Je suis moi, unique !

De ce fait, je perturbe les personnes dans leurs croyances, ce qui peut les rendre vindicatives d'autant plus quand elles n'acceptent pas d'être bousculées par une autre façon de penser.

Petite, je me sentais seule, isolée car j'avais du mal à aller vers les autres, leurs comportements ne m'attiraient pas, ils ne me mettaient pas à l'aise. Leur façon d'être, de jouer et de parler ne me donnait pas envie car je les trouvais puérils et inintéressants avec leurs remarques inappropriées. En fait, j'avais l'impression d'être plus sage qu'eux. Je préférais être avec une seule personne car les groupes et les effets de groupe provoquaient systématiquement des réflexions et des moqueries à mon égard.

Lorsque je suis née, j'ai eu la jaunisse, j'ai souvent tendance à dire que c'était parce que j'avais peur d'affronter ce monde

En fait, je ne voulais simplement peut être pas sortir, j'étais déjà effrayée et en colère.

En médecine chinoise, le foie a une correspondance avec la colère et le printemps. Je suis née au printemps, mon foie, chef d'état-major, n'était a priori déjà pas en bon état. Également pe-tit-fils de grand-mère la rate, celle-ci a toujours été déséquili-brée chez moi.

La rate transporte les liquides organiques au poumon qui lui, gère la descente et régularise la voie des liquides. Le foie gère l'agressivité de l'individu et à l'inverse, le rend timide et peu-reux. La rate gère la nostalgie et les états anxieux, le poumon, lui est responsable des sentiments ... Tout cela vous paraît du chinois et bien oui, ça l'est, c'est issu de la médecine chinoise.

Voici en médecine chinoise les sept émotions suivies du schéma des sept éléments :

- **La joie :** Le cœur est atteint. Une joie excessive blesse le cœur. Elle va ralentir son énergie. Les symptômes seront des palpitations, de l'inquiétude, des rires, des pleurs.

- **La colère :** Le foie est atteint. Elle blesse le foie et fait monter l'énergie. Les grands symptômes, chez les colé-riques, seront des distensions de la poitrine et des flancs, des éructations, des douleurs abdominales. Il faudra ré-duire la stagnation du Qi du foie. Devant quelqu'un de colérique, il faut paraître triste pour le calmer.

- **La tristesse :** Le poumon est atteint. Son énergie est abaissée avec présence de troubles respiratoires faibles, courts et une voix basse, le souffle manque.

- **La pensée :** La rate est atteinte. L'excès de pensées avec position assise blesse la rate. L'énergie stagne avec peu d'appétit, de la fatigue, des selles molles.

- **L'inquiétude :** Le poumon est atteint. Des troubles de l'esprit, des pleurs, du découragement apparaissent.

- **La peur :** Le rein est atteint. L'énergie baisse. Des incontinences de selles, d'urine apparaissent.

- **La frayeur :** le cœur et/ou les reins sont atteints. L'énergie du cœur baisse avec des palpitations, des troubles de l'esprit, des cheveux blancs après une grosse peur.

Le foie gouverne les muscles, les tendons et les orifices, (vue, yeux).

Tout cela pour dire que nous ne naissons pas « tout neufs », nous arrivons au monde avec des points forts et des points faibles, hérités de l'énergie et de l'ADN de nos parents, grands-parents, ... qui nous ont été transmis lors de notre conception jusqu'à notre naissance. Comment nous sommes-nous construits ? Avec quels sentiments et quelles pensées ? Nous naissons parce que deux êtres se sont unis avec ou sans consentement mais nous ne savons pas vraiment pourquoi au final ? Est-ce que nos parents ont voulu nous avoir ? Est-ce qu'ils nous attendaient ? Est-ce qu'ils nous ont rêvés ?

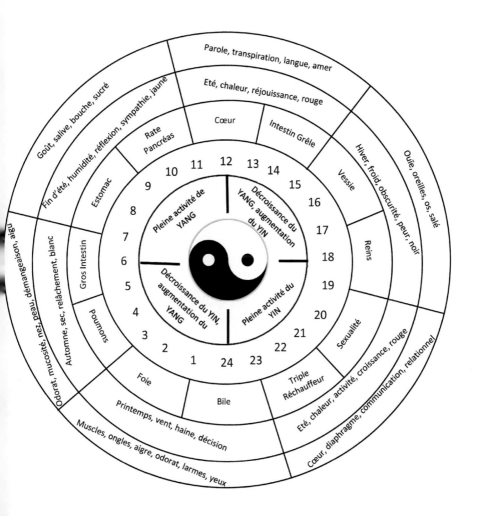

Chapitre 2

Mon combat et la reconnaissance de la fibromyalgie

À la vie adulte, après la séparation suite aux sept ans de vie en couple, la gestion des problèmes familiaux, la médecine chinoise, le cancer et le décès de Dany, j'avais donc une vision de l'amitié bien différente de celle de beaucoup d'autres. L'accompagnement de Dany et la relation exceptionnelle que j'avais eue avec lui m'ont bien montré que ma relation avec mes autres « amis » n'était pas du tout la même et était même diamétralement opposée.

Quand je n'allais pas bien et que je ne demandais rien, que je faisais même tout pour le cacher, personne ne remarquait ou me montrait un geste positif d'accompagnement. Ce n'est pas du tout un reproche, loin de là, mais j'ai bien compris plus tard que nous ne pouvons pas aider les autres lorsque nous-mêmes, nous ne sommes pas bien ou que nous ne comprenons pas ou ne vivons pas la situation. Nous sommes handicapés de l'aide quand nous ne savons pas comment faire, alors nous ne faisons rien ou nous sommes maladroits. De toute manière, je n'étais pas en mesure de demander de l'aide aux autres, finalement, moi seule étais capable de me venir en aide, même si les autres me dirigeaient sur des pistes. Dany, je ne sais pas comment, lui, avait la solution miracle pour me faire rire et me soutenir, je ne peux l'expliquer. Il y a que lui qui savait et qui a toujours su y faire et je le remercierai toujours pour ça. Je lui suis redevable à vie, c'était mon ange gardien et je sais que j'ai été le sien, il me l'a souvent dit et me le dit toujours.

Comment aurais-je pu savoir qu'il partirait ? On devait se voir et la veille, il m'a envoyé son dernier SMS en me disant de ne pas venir, qu'il n'était pas en forme. Jamais je n'aurais pensé que ce serait le dernier SMS. Lorsque sur la route, ce matin-là en allant travailler, j'ai senti sa présence aussi forte qu'une étreinte, cela m'a fortement perturbée. Je n'ai pas compris ce qu'il se passait mais lorsqu'ensuite j'ai appris qu'il était passé de l'autre côté et que l'heure correspondait à son étreinte, à ce moment-là, j'ai su que notre séparation ne serait pas définitive. Il est là, à côté de moi de l'autre côté du voile à continuer son chemin d'évolution spirituelle et moi, mon chemin d'évolution terrestre et l'on s'aide et s'entraide, quoi qu'il arrive on se retrouvera, on se retrouve toujours. Pour lui mais aussi pour ceux qui sont partis de maladie, j'ai fait ce qui me semblait le plus juste pour eux, je me suis retroussé les manches et j'ai décidé de tout faire pour aller mieux, ne pas me laisser aller. Ils n'ont pas pu aller au bout et bien, j'irais au bout pour moi tout d'abord car je suis la seule personne avec qui je vais vivre jusqu'à la fin de ma vie terrestre. Je ne m'accorde plus le droit de tomber mais également pour eux, par respect pour leur combat, leurs familles et amis qui ont souffert également.

Alors autant vous dire que c'est un peu comme si j'étais entrée en bataille, voire en guerre avec moi-même et aussi avec le monde extérieur. C'est un chemin, un voyage qui demande de la ténacité, du courage et une force intérieure incroyable, comme j'ai notamment pu l'expérimenter avec le boulot où ce fut chaotique. Je pense que nous vivons dans une société où si nous ne faisons rien et que nous attendons que les autres agissent à notre place, autant vous le dire, réservez votre place au cimetière de suite car c'est la mort lente et à petit feu dans la douleur qui vous attend.

Quand vous n'allez pas bien et bien vous devez, en plus, faire toutes les démarches et vous démener pour vous faire entendre et reconnaître c'est difficile à vivre. La bataille n'est pas de tout repos et nous devons nous armer de patience, de beaucoup d'armes et de preuves car même le corps médical ne nous aide pas et ne nous croit pas. De toute façon, tant que ça ne se voit pas nous ne sommes pas crus. Mon médecin ne savait même pas comment gérer la situation et il m'a même demandé de regarder sur Internet les symptômes et s'ils me parlaient. À chaque examen, l'espoir de trouver des mots sur mes maux s'amenuisait et me rendait de plus en plus folle, tombant dans les pensées limitantes de mon entourage. Je devenais folle, je ne me faisais plus confiance, je ne m'aimais pas et le reflet que j'avais de moi se voyait sur le comportement des autres qui ne me respectaient pas.

Un neurologue à Paris m'a fait passer toute une série de tests très douloureux pour au final me dire « Ce n'est pas une fibromyalgie que vous avez, vous faites de l'hyperexcitabilité neuromusculaire ». Il m'a prescrit un médicament qui est normalement donné à des personnes qui font des crises d'épilepsie, alors que je n'en ai jamais fait de ma vie. De plus, ce médicament n'est même plus autorisé actuellement.

Je suis allée ensuite à Amiens, voir une rhumatologue pour avoir confirmation de mon ressenti et que je souffrais bien d'une fibromyalgie. Bien sûr, que cela en était une ! À partir de ce rendez-vous, j'ai décidé, suite à ses conseils, de me prendre en charge, de manière naturelle. Après plusieurs mois de prise de médicaments en tout genre, anti-inflammatoires, anti-douleurs, anti je ne sais quoi, qui m'endormaient le cerveau, me supprimaient des neurones, me détraquaient le foie, la rate, l'estomac, l'intestin et tout le reste, j'ai décidé de faire ce qu'il ne faut surtout pas faire : j'ai tout arrêté d'un coup, et oui, de toute façon, je n'allais pas mieux avec alors un peu plus ou un peu moins, il n'y avait pas de différence. J'ai pris le risque, j'avais toujours les douleurs seulement, je me sentais plus lucide et moins dans le brouillard.

Je trouve que pour faire peur, la société sait bien y faire, c'est toujours plus facile de donner un, deux, trois, quatre ... médicaments que de trouver des solutions pour s'en passer et entre nous s'ils fonctionnaient vraiment, pourquoi devrions-nous continuer à en prendre alors même qu'ils devraient nous avoir guéris ? C'est censé être fait pour que nous allions mieux et que nous guérissions ou bien est-ce fait pour que nous restions malades et ne sachions plus nous en passer ? Qui profite de ce système ? Pour ma part, je trouve que c'est l'arnaque du siècle, oui ça dépanne à un moment donné, oui dans certaines situations, c'est obligatoire mais de là à en donner comme si c'était des bonbons sans vraiment se poser plus de questions que ça ? C'est trop facile de se défausser en donnant un médicament sans chercher à régler la cause et le problème définitivement et là, pour le coup, le serment d'Hippocrate devient le serment d'hypocrite non ?

Bref, ce n'est que mon point de vue. Pour moi, à trente-deux ans, il était hors de question que je retourne vivre chez mes parents en fauteuil roulant, dépendante de quelqu'un. J'ai contacté des thérapeutes en médecine chinoise, puis suite à des recommandations, j'ai contacté kiné, ostéopathe et kinésiologue. J'ai changé de médecin et de fil en aiguille, j'ai commencé des démarches et des protocoles thérapeutiques qui m'ont fait me sentir mieux. De 2007 à aujourd'hui encore, je me dépouille, je me remplume, je me vide et je me remplis, j'apprends, j'expérimente...

Mes parents pensaient que je faisais tout pour ne pas aller travailler. Ils ne me croyaient pas lorsque je leur disais que je n'allais pas bien. Ma mère a décidé de m'accompagner à Amiens pour rencontrer la rhumatologue afin de savoir si ce que je disais était bien vrai. Vous comprendrez qu'en voiture, entre le voyage aller et le voyage retour, l'atmosphère était bien différente. Elle s'en est d'ailleurs voulu et s'est excusée. Depuis ce jour-là, la relation avec ma famille a changé. Je les aime énormément mais, dorénavant, j'ai un certain détachement d'autant que j'ai eu énormément de soutien de la part de personnes que je ne connaissais pas et aucun de ma famille très proche. J'ai beaucoup appris et grâce à eux cela m'a permis, indirectement, de faire ce travail sur moi. Leurs croyances, leurs pensées limitantes, ce qu'ils ont reçu depuis leur naissance, ne leur permettaient pas d'avoir les capacités de réconfort, de soutien et l'amour dont j'avais besoin. Je le comprends maintenant même si à cette période, il m'a fallu accuser le coup à chaque fois. Voilà pourquoi je leur pardonne, ils ne sont pas arrivés au monde avec tous les bagages nécessaires et moi non plus. Nous apprenons tout cela sur le chemin de la vie et c'est là, pour moi, que notre venue sur terre prend tout son sens, « l'apprentissage » sur notre chemin avec tout ce que cela implique sur la route. Les obstacles sont là pour nous dire que le chemin sur lequel nous sommes n'est pas le bon et que l'on doit le corriger.

Souffrance en bord de route

J'ai le souvenir très fort d'avoir passé beaucoup de temps à pleurer dehors près du portail de la maison de mes parents. Pleurer de voir mes « amis » partir entre eux, en me laissant seule avec mon incompréhension de la situation ... *Tu comprends Estelle, ils partent en couple, ils ne vont pas te demander de venir pour tenir la chandelle.* Ils s'étaient rencontrés à mes dix-huit ans, j'avais sans le vouloir, réuni des personnes qui se sont unies et, bien plus tard, désunies lorsque j'étais en pleine renaissance.

Étrange situation surtout qu'un jour, mon médecin de famille m'avait dit *Estelle, tu verras que lorsque tu rencontreras l'amour, toutes les personnes autour de toi seront séparées...* j'ai trouvé l'amour au fond de moi car l'amour est et je suis amour. À ce jour, malheureusement, bien des divorces et des décès sont survenus. Tout n'est que début et fin, lorsque quelque chose débute, quelque chose s'arrête et lorsque quelque chose s'arrête autre chose commence et recommence. Ainsi va la vie avec les plantes, les animaux, les minéraux, l'humain et la terre, le principe est le même pour tous et s'appelle la vie. Aussi dure soit-elle de nous séparer des êtres que nous aimons, le voyage continue et nous, nous continuons notre *apprentis « sage »*. Oui, il y a eu beaucoup d'incompréhensions, de colères et de rancœurs et j'ai dû me faire d'autres amis qui n'étaient pas mieux, même si c'était sur d'autres plans. En fait, il y avait un intérêt ou des excuses calculées, rien ne venait du cœur.

Au cours de ma vie, dans de nombreuses situations, il y avait toujours quelque chose qui faisait que je restais en plan, ce qui a fait que, comme dit ma mère : *Tu te démerdes et bien je me suis démerdée.* Il aurait pu m'arriver de vivre des évènements vraiment traumatisants mais heureusement pour moi, je n'en ai pas vécu. Ces expériences m'ont permis de me débrouiller même si cela m'a fait souffrir.

Imaginez ce sentiment de boule lourde au fond du ventre qui remonte et se coince dans la gorge, sentiment de solitude très fort, de paralysie et d'incapacité à vivre ce qu'on aimerait vivre avec quelqu'un. Je me disais, *Non, ce n'est pas pour toi, même si c'est ce que tu souhaiterais vivre !* Une tristesse mélancolique angoissante et frustrante s'était emparée de moi. À chaque fois que ça ne va pas, certains prient Dieu, je l'ai fait mais j'ai surtout les images des souvenirs avec mon pépé qui me venaient automatiquement à ces moments-là et je lui demandais *Oh ! Pépé, dis-moi ce que je dois faire, comment je dois faire, aide-moi, pourquoi ?* Alors forcément, je ne l'ai jamais entendu même si pourtant des réponses me venaient, je pensais que c'était mon mental qui me répondait alors je n'y prêtais jamais attention jusqu'au jour où... Un jour, j'ai compris que je devais écouter ces messages et leur faire confiance. Il suffit de demander et d'être attentif. Nous recevons tout le temps des messages mais nous ne les écoutons pas car les réponses ne nous conviennent pas. Du coup, nous mettons tout cela de côté, nous prenons d'autres chemins et sur ces chemins, nous trouvons des obstacles qui ne sont pas là par hasard car j'ai compris que le hasard n'existe pas.

Je me suis beaucoup renfermée sur moi dans ces moments de grande solitude, je n'avais pas confiance en moi et ça ne m'a pas aidé. J'ai eu une période de vie virtuelle pour oublier et penser à autre chose qu'à la vie réelle. J'ai eu également une période où je sortais tout le temps, je ne pouvais pas rester chez moi, j'avais besoin de sortir. Pendant un an j'ai fait des rencontres virtuelles et réelles, j'ai profité d'une vie de célibataire que je n'avais jamais eue, j'ai rencontré beaucoup d'hommes, je me suis découverte et j'ai découvert que tout ce sur quoi je m'étais appuyée était complètement erroné.

Faire des expériences est nécessaire, voire vital pour apprendre à nous connaître, à savoir qui nous sommes et ce que nous aimons, ou pas, au lieu de rester sur des croyances et des pensées qui nous ont été données et qui, au final, ne nous appartiennent pas. Il y a autant d'expériences qu'il y a de personnes sur terre et autant de croyances que de personnes sur terre, ce que nous croyons nous appartient et est notre seule vérité. Les millions d'êtres humains sur terre ont leur vérité propre qui sera différente pour chacun d'eux. Voilà pourquoi le jugement est stérile et ne sert strictement à rien, tout comme la vengeance. Nous avons notre propre vision des choses et l'autre aussi et chacune d'elle est valable et respectable. Ne pensez pas et ne croyez pas à la place de l'autre car nous ne sommes pas l'autre et en même temps, l'autre c'est nous aussi. Voilà pourquoi il est important de pardonner. Pardonner ne veut pas dire oublier mais accepter que la situation soit telle qu'elle est et accepter d'avancer pour soi et uniquement soi, pas pour l'autre. Comprendre qu'il a été là pour nous permettre de travailler sur un point douloureux et qu'il n'a plus besoin de jouer ce rôle actif dans notre vie.

Le pardon est plus qu'un sentiment, c'est une force qui déclenche d'admirables effets.
Marcelle Auclair

Tout se passe toujours comme cela doit se passer. L'univers nous met à l'épreuve, à nous de savoir en tirer le meilleur, de prendre du recul et de lâcher prise pour notre bien-être. L'une des plus belles choses que l'humain sache faire est de se pardonner. Cela surpasse la méchanceté et permet de comprendre celui qui nous a fait du mal et de voir en lui quelqu'un de meurtri et malheureux. Sachez qu'une personne blessante est une personne blessée. Le pardon apaise nos rancœurs et nous rend plus lumineux, il nous fait avancer, mûrir, nous rend bienveillant et plein de tendresse. Le but premier n'est pas d'atteindre la lumière mais de pardonner aux ténèbres.

Le pardon guérit la séparation de votre lumière intérieure, de votre présence aimante, en dissolvant le voile des perceptions et croyances conditionnées. Lorsque vous cessez de vous identifier à l'histoire, lorsque vous lâchez l'illusion d'être votre histoire, faite d'expériences et de souvenirs, il ne reste plus que l'amour.
Dr Léonard Laskow

S'accrocher fait plus mal que lâcher prise.

À l'école, j'ai toujours eu beaucoup de mal à apprendre, à retenir mes leçons, je devais rabâcher encore et encore, c'était très douloureux pour moi car je ne voyais pas l'intérêt de se bourrer le crâne de choses qui ne serviraient à rien. Je sentais que j'avais la pression, toujours cette pression : faire pour les autres, faire plaisir aux autres, que vont dire les autres ? Si tu ne réussis pas, qu'est-ce que tu vas faire ? Que vas-tu devenir ? Toujours les mêmes discours bien rodés de pensées limitées et de croyances erronées.

Non, il n'y a pas de mode d'emploi, la société nous impose des croyances pour nous mettre dans des cases et si nous n'en faisons pas partie, nous sommes au mieux des originaux, au pire des marginaux. Nous sommes différents, certains l'assument et d'autres, uniquement quand cela les arrange. L'être humain a perdu sa véritable personnalité, il a vendu son âme à la société pour ne pas se sentir rejeté et différent, il parle, agit et répond avec son mental. C'est son mental qui le domine alors que cela devrait être le cœur et l'amour. Le mental et la raison sont dans l'avoir, la possession. Pour moi, le seul *apprentis « sage »* valable est celui de l'expérience, l'école c'est la société qui nous l'impose. Beaucoup d'écoles « parallèles » voient le jour avec un système complètement différent qui ne rentre pas dans les « cases » de notre société. C'est un point de vue complètement différent qui permet à l'enfant d'avancer sur un autre chemin sans pression et sans compétition et je suis convaincue que ce chemin est bien meilleur. Je rêve d'une vie meilleure pour nos enfants, pour l'avenir et le futur où chacun pourrait s'épanouir afin d'être et d'aimer simplement. Naturellement, le cœur doit parler en premier et avant toute autre chose car le cœur n'est pas mauvais, ni plein de vengeance.

Je travaille dans une grande entreprise française qui est aimée et respectée de beaucoup et j'ai eu l'occasion, après avoir été un an au chômage de pouvoir y entrer, Merci Papa ! À peine entrée, je ne rêvais déjà que d'une chose : en sortir. J'avais l'impression d'arriver sur une autre planète, je crois que le mot d'ordre durant cette période dans cette entreprise était « subir ». Nous subissions les clients, les collègues et nous n'avions pas le choix sauf de démissionner mais la société nous tient car, ayant un système spécifique en cas de démission pas de chômage.

Lorsque j'avais fait les deux ans de formation en médecine chinoise, mon frère m'avait dit que j'étais rentrée dans une secte, ce qui me fait rire maintenant. En deux ans, la médecine chinoise a apporté beaucoup de positif dans ma vie, même si je n'ai pas fait le cursus entier car je n'étais pas prête. Mes pensées limitantes, mes croyances et mon entourage ne m'ont pas aidée à continuer. En revanche, j'ai passé vingt ans dans cette entreprise qui ne m'a apporté concrètement aucun épanouissement et vu comment elle fonctionne, je la considère comme sectaire même si elle m'a permis d'apprendre énormément sur les relations humaines. Le regard des autres et de chacun est bien différent, selon ce qu'il croit savoir et selon ce qu'il vit. C'est alors qu'un soir, en rentrant du travail, j'ai eu un accident. À l'époque, en 2001, je commençais à 16h30 et terminais à minuit et demi, j'ai percuté une biche qui d'un saut, avait atterri sur la route. Constatant que la voiture achetée neuve, trois mois plus tôt, roulait toujours, j'ai continué mon chemin jusqu'à chez moi, où je suis arrivée à une heure et quart du matin. Ne voyant pas ce que la voiture avait, j'étais un peu paniquée. J'ai réveillé mon compagnon de l'époque qui m'a envoyée bouler et je n'ai pas dormi de la nuit. Au réveil, j'ai appelé la dépanneuse et prévenu mon employeur que je n'avais plus de voiture. Je me suis donc débrouillée seule. Entre la location par l'assurance et le prêt de voitures par des proches, au bout d'un moment j'avais épuisé toutes les solutions alors je suis allée voir le médecin qui m'a arrêtée. Vu le salaire de misère que j'avais (le SMIC), les frais de péage et le gasoil, je ne pouvais pas faire autrement. Au guichet, mes collègues n'avaient aucun respect, ils se permettaient de répondre à leurs appels personnels alors qu'il y avait des clients, je trouvais cela scandaleux. Ensuite, je devais récupérer les clients mécontents qui vidaient leur sac sur moi. Je voyais plusieurs centaines de clients par jour, j'étais devenue une machine qui en plus se prenait des crachats et des coups de poing sur la vitre, aucun *bonjour, merci, au revoir* alors que je devais rester aimable car cela faisait partie de mon job. Si j'osais dire à mes responsables et au médecin du travail, que je n'en pouvais plus, ils me disaient *Bah si vous n'êtes pas contente vous avez qu'à démissionner* et après, cette société ose nous dire qu'elle nous aide à évoluer ? N'y aurait-il pas un problème dans ce système ?

En fait, dans le cadre du cursus de progression, l'entreprise nous « forme à gérer l'humain ». Or cette forme de progression encourage plutôt la compétition et multiplie les chefs. Du coup, il y a trop de chefs et certains d'entre eux n'ont tout simplement pas les compétences suffisantes, ils font comme ils peuvent durant les trois ans qu'ils sont sur le poste. Le suivant fait également du mieux qu'il peut... et ensuite, tout le monde s'étonne que cela aille mal. Il faut rajouter à cela, certains employés qui ne veulent pas bosser ou sont souvent absents ce qui provoque indirectement de la pression et du stress sur les autres. C'est, malheureusement le système de cette entreprise qui est devenu complètement obsolète.

Lorsque nous ne sommes pas épanouis dans notre travail, nous sommes souvent pris d'insomnie car on pense à ce qu'on doit faire et ne pas oublier et c'est la première sonnette d'alarme. Arrivent ensuite les maux de tête et s'ils sont fréquents, cela peut vouloir dire que le corps cherche à se protéger. Arrivent ensuite les douleurs musculaires car la contraction des muscles vient du cerveau qui submerge l'organisme d'adrénaline et d'hormones du stress dues aux taux de stress à répétition et au sommeil perturbé. La santé mentale se détériore si nous souffrons de pathologies telles que l'anxiété, les angoisses, l'hypertension. Le système immunitaire se fragilise car le stress agit sur lui nous rendant plus vulnérables aux maladies. Il n'est pas rare de constater une baisse du désir chez la femme et, chez l'homme, une plus faible production de testostérone. L'épuisement et le sentiment de fatigue sont le quotidien de ceux qui se sentent submergés par le travail avec, à la clé, des problèmes d'estomac, de remontées acides et de reflux gastrique dus au stress qui amènent des douleurs à l'estomac, des gonflements de l'intestin, des indigestions, de la constipation. Les glandes surrénales sécrètent du cortisol, ce qui entraîne une sensation de faim qui provoque une recherche de réconfort dans la nourriture, d'où l'importance du lâcher-prise, de se détacher de ce qui nous fait mal. L'*apprentis « sage »* se met en place grâce à la méditation et au recul nécessaire au quotidien. J'ai mangé beaucoup de chocolat, gâteaux et plats gras lorsque je n'allais pas bien. Une bonne plâtrée de pâtes avec du gruyère, du beurre et du ketchup, des beignets au chocolat et des tablettes de chocolat au lait avec des noisettes sur du pain : du réconfort à l'état pur sur l'instant mais mon corps en a payé le prix fort.

Lorsque j'ai fait les démarches pour faire reconnaître ma maladie, cela a aussi été un sketch. Tout comme mes proches, le médecin du travail qui me recevait ne me croyait pas, lui non plus, mais je n'ai pas lâché l'affaire et j'ai demandé à la présidente de l'Association des fibromyalgiques de Picardie de venir avec moi au rendez-vous. Cela a été bénéfique car j'ai été réformée du poste que je tenais. Lors des rendez-vous précédents, j'entendais beaucoup de choses comme *Vous n'avez qu'à démissionner si vous n'êtes pas contente !* Phrase si facile à dire mais si difficile à entendre, surtout quand aucun autre emploi ne vous attend ou au moins que vous êtes dans cette croyance. *Il y a des personnes qui sont seules avec des enfants et elles se plaignent moins que vous et méritent plus que vous* ... Je n'allais quand même pas me trouver un homme juste pour faire un enfant et enfin être écoutée par le médecin. Je ne faisais pas exprès d'avoir ces problèmes. Je me suis souvent demandé quels étaient les critères d'embauche des médecins du travail car, particulièrement celle que j'ai vue, n'était clairement pas faite pour ce poste. Son comportement et sa façon de faire dans le milieu médical me faisaient vraiment peur mais elle était peut-être là pour agir justement ainsi ...

Une fois réformée que s'est-il passé ? Je devais rester sur mon lieu de travail à aider mon responsable au bureau et attendre qu'un poste se présente, je n'ai donc pas attendu que cela arrive car j'y serais encore. Je me suis donc mise à regarder les postes disponibles.

Cette année-là, j'ai passé beaucoup de temps avec Dany, son sarcome (cancer) gagnait du terrain et son état s'aggravait, ce temps de latence professionnelle pour moi m'a permis d'être avec lui autant que possible. Je l'ai accompagné dans ses délires, réels et irréels et je l'ai autorisé à se lâcher s'il en ressentait le besoin. Pour ses obsèques, je suis partie au Portugal, pour la première fois de ma vie. J'étais dans un état de zombie au maximum de son paroxysme, à pleurer toutes les larmes de mon corps. Je ne me suis jamais autant vidée de ma vie et c'est pleine de douleurs physiques et psychiques que j'ai assisté à son enterrement. C'était comme si on arrachait une partie de moi ... Ce fut une des situations les plus douloureuses de ma vie, en dehors de ma maladie et des mots que l'on a pu me dire et qui m'avaient tant fait souffrir.

Maintenant je n'ai plus peur, je ne ressens plus de douleur et je sais que je peux partir sereine. En 2009 avec maman, nous sommes parties en Polynésie française, Bora Bora, le rêve, le premier de toute une série car depuis j'ai décidé de vivre pleinement. Nous ne sommes rien, un grain dans l'univers, alors pourquoi nous rendre malades pour des broutilles puisqu'au final, nous sommes tous destinés à quitter cette terre un jour !

Lorsque j'ai trouvé un poste à Saint-Denis en 2008, j'ai pris des congés juste avant, pour faire une transition et, paradoxalement, également une remise à zéro nécessaires et bien méritées. Je suis partie faire une retraite, de dix jours SANS PARLER ! Eh oui, j'en avais besoin. Ces dix jours m'ont appris énormément, bien plus que je n'aurais pu le penser ...

Le séjour était cadré : Il y avait le dortoir des filles et celui des garçons. Le matin, les méditations commençaient à 4h30, donc debout à 4h ; de 4h30 à 6h30, nous méditions dans la salle prévue à cet effet ; de 6h30 à 8h, nous prenions notre petit-déjeuner et de 8h à 11h de nouveau, méditation. La journée se poursuivait par le déjeuner de 11h à 12h puis repos de 12h à 13h. J'allais marcher dehors dans la nature, me dégourdir et prendre l'air. L'après-midi, de 13h à 17h méditation ; de 17h à 18h pause thé et repas et de 18h à 19h méditation ; de 19h à 20h15 l'enseignant nous parlait puis de 20h15 à 21h de nouveau méditation pour finir par l'extinction des lumières à 21h30 et ce, pendant dix jours, tous les jours, sans parler.

Ce que j'y ai appris ? À canaliser mes douleurs. Oui, c'est difficile de rester en position assise, en tailleur, tout ce temps par terre avec un coussin sous les fesses et une couverture. Certaines personnes ne tiennent pas plus de deux à trois jours. Pour ma part, je suis allée voir l'enseignant afin de lui demander une chaise, j'avais les douleurs liées à ma fibromyalgie. Sa réponse me fit culpabiliser sur ma demande : *Vous êtes ici pourquoi ? En étant sur une chaise est-ce que la méditation vous apprendra à gérer les douleurs ?* Je suis repartie, j'ai tout de même pris une chaise mais je me suis assise en tailleur à terre, ce qui m'a permis de purifier mon mental et de faire face aux tensions et aux problèmes de ma vie, d'une manière calme et équilibrée. Ce séjour est totalement gratuit, cependant chacun peut donner ce qu'il souhaite[1]. Pour moi, c'est comparable à un « reset » total du disque dur ; pour repartir sur de nouvelles bases, il n'y a rien de mieux.

De retour dans la vie « normale », je me sentais prête, reboostée avec le processeur remis à zéro. Je suis restée trois ans sur ce poste à Saint- Denis, à prendre le train tous les jours et le RER avec les joies que cela apporte (retards, grèves, ...). L'ambiance du travail était chaotique entre les revendications et humeurs de chacun, ce fut très mouvementé, à la limite de mes souvenirs de maternelle. On a beau être adulte et penser tout savoir sur tout, ça ne change rien au fait que le comportement et les mots de chacun peuvent être au niveau du bas de la classe. Bref, il faut apprendre à accepter que chacun ait le droit d'être, le droit de s'exprimer et de penser différemment sans pour autant détenir la vérité car, comme nous l'avons déjà vu, il y a autant de vérités que d'êtres humains. Chacun a une vérité qui peut être complètement différente, cela veut justement dire

---

1. https://mahi.dhamma.org/fr/

52

qu'elle n'est pas vraie pour tous. Rien n'est vrai, rien n'est faux, tout est juste pour chacun.

Connaissez-vous l'histoire des trois tamis ? (Cela fonctionne avec des personnes que l'on ne connaît pas, avec la famille, les amis, bref avec tout le monde)

Un jour, quelqu'un vint voir Socrate et lui dit :

« Écoute Socrate, il faut que je te raconte comment ton ami s'est conduit.

— Arrête ! interrompit l'homme sage. As-tu passé ce que tu as à me dire à travers les trois tamis ?

— Trois tamis ? dit l'autre empli d'étonnement.

— Oui, mon bon ami : trois tamis ! Examinons si ce que tu as à me dire peut passer par les trois tamis. Le premier est celui de la Vérité. As-tu contrôlé si ce que tu as à me dire est vrai ?

— Non, je l'ai entendu raconter, et...

— Bien, bien ! Mais assurément, tu l'as fait passer à travers le deuxième tamis, c'est celui de la Bonté. Est-ce que ce que tu veux me dire, si ce n'est pas tout à fait vrai, est au moins quelque chose de bon ? »

Hésitant, l'autre répondit :

« Non, ce n'est pas quelque chose de bon, au contraire ...

— Hum, dit le Sage. Essayons de nous servir du troisième tamis et voyons s'il est utile de me raconter ce que tu as à me dire ...

— *Utile ? Pas précisément.*

— *Eh bien, dit Socrate en souriant, si ce que tu as à me dire n'est ni vrai, ni bon, ni utile, je préfère ne pas le savoir et quant à toi, je te conseille de l'oublier …*

L'avis de chacun est la vie de chacun, elle n'appartient à personne d'autre et en incluant quelqu'un dans ce système, c'est lui donner une partie de vos problèmes, qu'attendez-vous en faisant cela ? À qui et à quoi cela sert-il ?

Pensez-vous qu'en agissant ainsi, on vous aimera plus, on vous soutiendra plus, on vous croira plus, que vous aurez plus de reconnaissance et de bonheur ?

Votre vérité n'appartient qu'à vous, elle est vôtre et à personne d'autre. Que s'est-il passé dans votre vie pour avoir besoin de reconnaissance, de justice, d'être rassuré(e) ?

Lise Bourbeau l'explique très bien dans ses livres et dans son programme. *Les 5 blessures qui empêchent d'être soi-même* qui sont le rejet, l'abandon, l'humiliation, la trahison, l'injustice.

Parmi les obstacles à la guérison de ces blessures, nous pouvons ajouter l'égo et nous pouvons ajouter, pour nous en sortir, le pouvoir de l'acceptation et du pardon.

Si quelqu'un désire la santé, il faut d'abord lui demander s'il est prêt à supprimer les causes de sa maladie. Alors seulement il est possible de l'aider.
Hippocrate (le père de la médecine).

C'est à cette période que j'ai fait les démarches pour être reconnue « travailleur handicapé », cela m'accordait une carte de priorité pour éviter de faire la queue et une protection au sein de l'entreprise dans laquelle j'étais salariée afin d'adapter mon poste à ma situation. Mon poste fut adapté, oui, mais plus de dix ans après ... et sur un autre poste, avec un autre chef. J'ai travaillé à Roissy pendant huit ans, ensuite à Saint-Denis pendant trois ans dans des bureaux qui ont fermé et j'ai trouvé un poste près de chez moi dans l'Oise. D'avoir pu me rapprocher de chez moi fut un vrai bonheur. J'ai pu revivre et m'occuper de moi correctement. Je dormais davantage le matin, j'étais moins fatiguée et c'est là que j'ai vraiment pu attaquer en profondeur le travail sur ma santé et surtout sur moi.

Chapitre 3

La fibromyalgie, qu'est-ce que c'est ?

Parce que mine de rien, il me faut en parler de la fibromyalgie, même si à l'heure où je vous écris, je n'ai plus aucun symptôme et que j'en conclus que je suis guérie, oui, guérie ! Pourtant, certaines personnes pensent que ce n'est pas le cas, qu'il est impossible de guérir de cette maladie (c'est sûr qu'il y a toujours des personnes qui savent tout mieux que tout le monde et même que les principaux intéressés !).

Voici quelques définitions « officielles » :

Selon le site ameli[1], la définition de la fibromyalgie est la suivante :

La fibromyalgie ou syndrome fibromyalgique, est une affection chronique caractérisée par des douleurs diffuses persistantes. Le plus souvent, ces douleurs sont associées à d'autres signes évocateurs comme une fatigue intense, des troubles du sommeil, ...

Ces symptômes ont pour conséquence une diminution de la capacité à effectuer les activités de la vie quotidienne. Ce

---

1. https://www.ameli.fr/oise/assure/sante/themes/fibromyalgie/comprendre-fibromyalgie

retentissement est variable d'une personne à l'autre et peut évoluer dans le temps.

Le nombre de personnes atteintes de fibromyalgie n'est pas connu avec précision. Selon certaines estimations, la fibromyalgie concernerait 2 % de la population européenne. Les formes sévères sont beaucoup moins fréquentes. À l'échelle mondiale, les pays occidentaux sont les plus touchés.

Selon l'*Inserm*[1] :

La fibromyalgie est une forme de douleur chronique diffuse qui est définie comme un syndrome fait de symptômes chroniques, d'intensité modérée à sévère, incluant des douleurs diffuses avec sensibilité à la pression, de la fatigue, des troubles du sommeil, des troubles cognitifs et de nombreuses plaintes somatiques.

Selon le gouvernement[2] :

La douleur chronique diffuse est souvent le symptôme principal de la fibromyalgie. D'autres symptômes comme la fatigue intense, des troubles du sommeil, des troubles de l'attention et de la mémoire sont fréquemment retrouvés. Des comorbidités peuvent être associées comme des troubles anxio-dépressifs, des pathologies rhumatologiques. Il existe une forte diversité des symptômes et un retentissement variable d'une personne

---

1. https://www.inserm.fr/information-en-sante/expertises-collectives/fibromyalgie

2. https://solidarites-sante.gouv.fr/IMG/pdf/dp_expertise_collective_fibromyalgie_0810.pdf

à l'autre et dans le temps. Ces symptômes entraînent des per-turbations dans les activités de la vie quotidienne et ont des répercussions familiales et sociales, avec des difficultés à se maintenir dans l'emploi, un repli sur soi, un isolement.

Après ces définitions formelles, il me semble nécessaire de vous expliquer ce que c'est que de vivre dans le corps d'une personne fibromyalgique. J'explique schématiquement la chose comme je l'ai vécue, nous sommes bien d'accord qu'étant tous uniques chacun le vit à sa manière.

Imaginez-vous rentrer dans une maison de poupée, petite, basse, étroite, pas du tout adaptée à vous. Combien de temps tiendriez-vous dedans avant de commencer à ressentir des en-gourdissements et des douleurs ? Vous tiendriez très peu de temps. Au bout d'un moment, vous n'arriveriez plus à tenir de-bout ou même assis, vous auriez mal aux jambes, vous vous sentiriez tordu(e) avec des douleurs car vos membres seraient engourdis, voire tétanisés. Au moment de vous coucher, votre lit serait trop petit, vous dormiriez mal et vous sentiriez que vous étouffez car le peu d'espace restant ne vous permettrait pas de respirer suffisamment à pleins poumons. Vous n'auriez qu'une envie, ce serait de taper dans les murs trop étroits, vous deviendriez super-sensible et ne supporteriez plus cette situa-tion, voire même toutes les autres.

Souvent, la fatigue accumulée vous irrite et vous êtes très souvent à fleur de peau, vos émotions sont exacerbées, vous ne supportez plus la moindre contrariété et réflexion. Avez-vous déjà essayé d'enfiler un pantalon deux fois trop petit ? Cette sensation, pour les fibromyalgiques, est permanente. Alors je vous laisse imaginer le calvaire et la vie insupportable que vivent les personnes qui sont atteintes de cette maladie. Notre système digestif est fortement perturbé et, en tant que femme, je trouve que c'est encore plus difficile à vivre et pas glamour du tout. Les intestins, on en parle ou vous avez assez d'informations sur la situation ? Les douleurs menstruelles et les rapports sexuels, sont également difficiles à vivre et là pour le coup, les messieurs ont souvent du mal à comprendre. La fatigue générale s'installe, le moral décline au vu des résultats médicaux qui reviennent tous bons : *Vous êtes en excellente santé madame, aucune carence, aucune anomalie, tout ça c'est dans votre tête.* On se dit que l'on devient complètement folle et on est perdue, c'est le vide, le néant, le flou artistique. On est foutu, le ciel nous tombe sur la tête et on ne sait plus quoi faire. Je me souviens qu'à chaque fois que j'allais chercher des résultats (sanguins, radios, scanner, IRM...) je sortais avec mes résultats en main, pressée d'avoir des réponses à mes douleurs je m'empressais de les lire en pleine rue, je regardais ce qui était écrit : *Rien à déclarer, tout est ok.*

À chaque fois, j'avais la sensation de m'enfoncer dans le sol, mes jambes se dérobaient, le ciel devenait vide, autour de moi tout disparaissait. Ayant vécu une séparation difficile, je ne pensais pas revivre cette sensation une deuxième fois sauf que là, c'était pire. Ma santé est bonne, mon corps va bien et pourtant j'ai des douleurs de partout, je suis tout le temps fatiguée, je ne supporte plus rien, plus personne. Même moi, je ne me supporte plus et pourtant, les résultats sont bons. Mais que se passe-t-il ? Que m'arrive-t-il ? Vers qui vais-je me tourner pour aller mieux ? Personne ne me croit, pas même ma famille mais que vais-je faire, que vais-je devenir à trente-deux ans ? Les hommes ne voudront pas de moi, avec les anti-douleurs, anti-inflammatoires, anti-dépresseurs, anti-spasmophiles et dérivés de morphine, mon corps qui s'est transformé en pharmacie ambulante avec vingt kilos de plus, complètement difforme.

J'étais arrivée réellement au bout de ma vie enfin surtout, au bout d'une vie. Je ne m'aimais pas, je n'avais plus aucune confiance en moi, je pensais qu'à une chose, me foutre en l'air ! Comme je l'ai déjà évoqué, je ne m'imaginais pas jeune trentenaire, vivre en fauteuil roulant, retourner chez mes parents et être totalement dépendante des autres. HORS DE QUESTION ! J'aimais trop l'indépendance et l'autonomie.

Pourtant j'étais très mal, je n'attirais à moi que des hommes qui ne me respectaient pas et ne m'aimaient pas. Le regard que j'avais sur moi était négatif et dépourvu d'amour. Vouloir mettre fin à sa vie, ne plus avoir goût à rien, se sentir nulle, inutile et ne pas être prise au sérieux n'arrangeait rien. Je n'avais plus aucun espoir, j'ai accumulé beaucoup de rancœur, de colère et d'amertume. J'étais dégoûtée des gens, de la vie et pour moi, continuer à vivre ainsi n'avait plus aucun intérêt. Les autres ne savaient pas, ne comprenaient pas et ne m'aidaient pas.

J'avançais de problèmes en problèmes, avec des personnes qui ne réglaient rien et qui avaient aussi des problèmes, la vie était devenue un problème puisque je devais toujours me battre pour essayer d'avancer sans vraiment y arriver. Je ne voyais pas le bout du tunnel. Certaines personnes m'inventaient des problèmes là où il n'y en avait pas. Certains me voyaient d'une façon qui n'était pas moi. Je n'avais aucune crédibilité aux yeux des autres. Les personnes de mon entourage s'éloignaient de moi et ne venaient à moi que des personnes malades, pas bien dans leur vie qui ne me convenaient pas. Je ne savais pas quoi faire, comment faire pour arrêter tout ça. Parfois, je m'imaginais me tuer en voiture ; je me projetais à mon enterrement et cela me rendait tellement triste que j'en avais les larmes qui coulaient. Je me disais que je ne pouvais pas faire subir ça à ma famille même s'ils ne me croyaient pas.

Vous devez vous dire, « *Après tout, votre famille ne vous croyait pas, comment pouviez-vous être triste de ce que pouvait penser votre famille du fait que vous soyez morte* ». Bah non, je ne peux pas leur faire ça, je ne peux pas l'expliquer mais ce n'est pas possible pour moi de faire ce geste en pensant que ma famille le vivra mal. Cela sonne comme un goût d'inachevé, de pas terminé et de mission à trouver ; je dois me battre, je dois survivre, je dois trouver un moyen de sortir de ça, quoi qu'il arrive et même si je les déçois dans mes décisions au quotidien.

Chapitre 4

Ma prise de conscience sur ma propre responsabilité

Nous avons vu que parfois, il arrive que certaines personnes ou évènements soient là pour nous faire réagir, nous réveiller et nous donner de l'espoir ... C'est souvent quand nous sommes au fond du trou, que nous ne voyons plus de lumière, qu'une chose ou une personne arrive et nous permet d'entrevoir à nouveau la lumière. Une occasion, un nom qu'on nous transmet, une phrase qui nous est adressée, un film, un livre : il suffit juste de savoir saisir le message au bon moment et de ne pas le laisser enfermé dans un placard mais de se dire *Ok, ce coup-ci j'essaie, je prends rendez-vous, je le regarde, je me décide, je le lis car avec celui-là, il y aura peut-être du résultat.* Et puis, plusieurs choses mises bout à bout font qu'un jour, tout arrive, le pire comme le meilleur et nous avons vu que le pire peut déboucher sur le meilleur. Jamais rien n'est fichu, la fatalité n'existe pas, tant qu'on est en vie il y a toujours de l'espoir.

Dany me l'a souvent bien fait comprendre. Jusqu'au bout il y croyait, jusqu'au bout il me disait : *Dès que je vais mieux, je vais au Brésil.* Pour lui, je me suis battue ; par respect pour ce qu'il a vécu, je ne pouvais pas mettre fin à ma vie. Les voyages que j'ai faits avec ma mère, c'était pour moi une revanche vis-à-vis de ce que lui n'a pas pu faire. Mon saut en parachute à deux mille mètres d'altitude m'a fait vivre des émotions que je n'aurais pas connues si j'avais mis fin à ma vie. Chaque jour qui passe me donne envie de vivre encore plus pour lui, qui est parti trop jeune, à vingt-six ans en laissant sans papa, un petit garçon de trois ans. À Olivier, à Sébastien, à Céline, à Daniel, à Pascal, à Sophie, à Aurélien, à Tata Laurette et à tous ceux que j'oublie, que je ne connais pas et qui sont partis d'accident, de maladie, trop tôt, beaucoup trop tôt, ils méritent que je vive pour eux, que je ne me laisse pas dépérir, ils se sont battus, pour certains, pendant de longues années sans jamais se plaindre. Je ne peux pas continuer ma vie sans rien changer, sans rien faire, en faisant ma malheureuse, à m'apitoyer sur ma vie et mon sort en étant fataliste, c'est comme ça, je n'ai pas le choix !

Bien sûr que si, nous avons le choix, nous avons toujours le choix. Le choix que nous faisons détermine le chemin que nous prenons, qu'il soit bon ou mauvais mais nous ne le savons pas toujours car il n'y a pas de bon ou mauvais choix, nous faisons un choix, nous prenons un chemin et celui-ci nous mène là où nous en sommes aujourd'hui, que nous le voulions ou non. Nous pensons souvent que nous faisons de bons choix, pour nous mais aussi pour nos enfants (oui, je n'ai pas d'enfants et alors ? Ce n'est pas parce que je n'en ai pas que ce que je dis est erroné). Nous croyons faire les bons choix, notre raison croit que les choix que nous faisons sont les bons, oui ce sont les bons car quoiqu'il arrive, ces choix nous permettent de vivre des situations qui nous font prendre conscience que nous faisons des erreurs ou pas. Lorsque nous sommes trop dans l'ego, nous ne pouvons pas prendre conscience que nous faisons des erreurs. Oui, nous faisons des erreurs et ce sont ces erreurs qui nous permettent d'apprendre, d'apprendre que la raison n'est pas toujours bonne conseillère. Comme quoi, ce que nous croyons n'est pas forcément la vérité ou bon pour soi ou pour l'autre. Notre mental et notre égo nous parasitent souvent. J'ai pris des décisions pour m'en sortir et je n'ai pas eu besoin de chercher, ni de réfléchir car en fait, une fois que j'étais décidée du fond de mon cœur, tout s'est présenté à moi sans que je ne demande rien.

Chapitre 5

Mes actions et les personnes qui ont compté

J'ai suivi un protocole sur la fibromyalgie avec un ostéopathe pendant plus d'un an. Il me posait des ventouses reliées à des tuyaux. Dans le fond de chaque ventouse, il y avait une pointe et lorsqu'il activait la machine, le tuyau aspirait la peau et la pointe finissait par me piquer au point de douleur. À chaque séance, les points de douleur étaient différents. Vous allez vous dire que c'est de la torture, je vous dirais oui, tout à fait, j'avais très mal au début, puis au fil des séances les douleurs s'apaisaient puis se sont complètement estompées avant de disparaître totalement. J'ai également pris conscience que ma façon de m'alimenter n'était pas bonne du tout, j'ai décidé avec l'aide de mon nouveau docteur de contacter le *Laboratoire Barbier* afin de faire un test sanguin pour connaître mes allergènes et intolérances alimentaires. Le test est très coûteux et non remboursé mais très utile.

Suite aux résultats, j'ai essayé de supprimer les aliments que je ne tolérais pas. Il faut avouer que cela était très difficile car ces aliments étaient bien sûr ceux que j'aimais le plus (pain, pâtes, fromages). Alors les supprimer, c'était super compliqué !

Comment j'ai fait ? eh bien, j'ai testé une semaine sans et j'ai repris avec.

De plus, comme cela faisait longtemps que je ne m'alimentais pas correctement, mon corps était très encrassé, j'ai donc décidé de tester plus longtemps. J'ai également pris des compléments alimentaires, de la vitamine D3 de chez *Dplantes*, de la valériane en racine infusée. Cette racine est sédative et relaxante, parfaite pour se détendre et dormir mais pour être franche, attention à l'odeur qui est très forte et au fait que les chats en sont complètement dingues. J'ai également pris du millepertuis qui agit sur la production de plusieurs hormones, glandes et neurotransmetteurs pour l'équilibre nerveux afin de combattre les blessures et douleurs d'ordre émotionnel. J'ai aussi pris du *Desmodium* pour favoriser le drainage hépatique et réguler le foie, du cuivre-or-argent pour renforcer l'immunité et lutter contre le stress et du chrome qui facilite l'action de l'insuline et régule la glycémie. J'ai fait des séances d'acupuncture et j'ai commencé des cures de jus de légumes pour nettoyer mon organisme. Je ne sais pas si je vous l'ai déjà dit mais j'ai arrêté d'un seul coup tous mes traitements médicamenteux. Aucun médecin ou spécialiste ne le conseillerait et moi non plus, attention donc car cela peut s'avérer extrêmement dangereux. Je l'ai cependant fait mais était-ce parce que je n'étais déjà pas au mieux de ma forme, l'arrêt n'a rien changé ! Ah si, le brouillard qui m'embrumait le cerveau s'est levé, tout est devenu plus clair de jour en jour, le voile s'est envolé. Le nettoyage que j'ai fait en arrêtant les médicaments, en mangeant plus sainement et en prenant des compléments alimentaires m'a permis de mieux dormir, de me relaxer et d'améliorer mon système nerveux avec le magnésium et la vitamine D. Pour le magnésium, je conseille *Dstress* en sticks et *Thalamag* qui sont bien plus efficaces que le *Magné B6* que tout le monde utilise. J'ai pris beaucoup de *Bion3 Sénior*. Au début, cela me faisait du bien puis cela ne m'a plus rien fait, j'ai donc arrêté et j'ai décidé de nettoyer sérieusement mon foie.

J'ai suivi un protocole strict de nettoyage du foie qui est très contraignant puisqu'il vous empêche de bouger de votre domicile tout un week-end et vous contraint à suivre un régime alimentaire strict. Je l'ai fait par moi-même, aucune personne ne m'a obligée ni forcée à le faire et j'ai même eu plaisir à le faire car j'adore tester des méthodes qui sont naturelles et bonnes pour le corps et la santé. Normalement j'aurais dû le faire une fois par mois jusqu'à ce qu'il n'y ait plus de calculs biliaires qui sortent mais comme c'est très contraignant, je n'ai pas continué. Par contre au fil du temps et des jours, j'ai continué à tester l'alimentation pour connaître celle dont mon corps avait besoin ou pas. Je continue encore car nous changeons, nous évoluons et ce qui va un temps, ne va plus ensuite. Nous devons sans cesse faire des réajustements et c'est pour cela que c'est très important de bien se connaître.

Quand les douleurs ont disparu, que les problèmes d'estomac, d'intestin et de fatigue sont complètement partis, j'ai continué le chemin de la vie alimentaire plus saine, si nous repartons dans nos anciens travers alimentaires, les douleurs, les inconforts et maux divers reviendront. Si seulement le travail s'arrêtait là, ça serait bien trop simple !

Eh oui, la vie est un voyage, chaque jour nous découvrons une nouveauté qui nous permet d'avancer, pas à pas, de nettoyer, de se nettoyer pour être mieux, de se libérer de tout ce que nous croyons, de tout ce que nous avons appris à l'école, à la télé, de nos parents, de notre éducation, des pensées limitantes et des croyances emmagasinées au fil des années. Les discours médiatiques contradictoires, croire n'importe quoi, ne pas développer l'esprit critique, aller contre ce qui a été officiellement dit par le gouvernement et l'histoire n'est-elle pas un discours sectaire et enfermant de dictature ? Comment savoir ce qu'il s'est passé il y a deux mille ans alors que nous n'y étions pas ? Les écrits restent subjectifs et interprétés selon le point de vue d'une personne, l'auteur. Certains nous disent ce qu'il faut faire, comment il faut être, ce qu'il faut dire, comment il faut le dire et à qui il faut le dire ! En gros, nous sommes des marionnettes infantilisées et cela nous rend dépendants, manipulables et soumis, nous sommes finalement quelqu'un qui n'est pas nous. Pourquoi donc ? Pour faire plaisir aux autres, pour rentrer dans les cases, dans le moule, pour faire bien, pour ne pas faire de vagues, pour faire partie du nouvel ordre mondial ?

Pour la bienséance, je ne tutoie pas, je vouvoie pour ne pas brusquer, je dis *merci, s'il te plaît*, pour être polie... C'est sûr, si nous ne le faisons pas, c'est que nous sommes impolis, mal élevés comme des animaux ; tout cela n'est que croyances et pensées limitantes. Pression, suffocation ... plaire à tout le monde, c'est plaire à n'importe qui... Le plus important, n'est-il pas de se plaire à soi-même avant tout ?

Pour sortir de ces attachements, j'ai pris rendez-vous avec un thérapeute en EMDR. Lorsque je l'ai appelé pour prendre le rendez-vous, il m'a expliqué en quoi consiste cette méthode et sur qui il travaille principalement. Je ne me suis pas sentie clairement concernée étant donné que ma situation ne figurait pas dans la liste des évènements tels que les attentats, les viols, la guerre ... Je me suis même dit que, comparés à ces personnes, mes petits tracas n'étaient rien d'autre que de simples broutilles. Seulement j'ai bien vite compris que peu importe ce qu'il m'est arrivé, il est important de ne pas minimiser un traumatisme, aussi petit soit-il. Une séance m'a suffi pour me délivrer des attachements et du regard des autres. J'avais rendez-vous à 9h, je suis sortie à 13h dans un état proche du linge qui sort de la machine à laver en plein essorage, mouillée d'avoir beaucoup pleuré, vidée d'avoir sorti tout ce qui me pesait et me bloquait. En fait, il m'a vidée et reprogrammée. En rentrant chez moi, j'ai dormi toute l'après-midi puis j'ai écouté consciencieusement son mp3 de treize minutes tous les jours.

De jour en jour, je me suis étonnée de ne plus me sentir attachée, au contraire, je vais le dire vulgairement, je n'en n'ai plus rien à faire. Je fais comme moi j'ai décidé, je ne me retiens pas, je suis libérée et je ne me rends pas malade pour les autres. En fait, nous avons tous nos valises plus ou moins nombreuses et chargées de choses encombrantes. Ma valise m'appartient et si j'ai envie de l'ouvrir et d'en répandre le contenu, c'est mon choix mais en aucun cas je n'en donne le contenu à qui que ce soit. Bien souvent, certaines personnes prennent pour eux ce contenu alors que je ne les ai pas autorisés à le faire et c'est là que ça devient leur encombrant. Savoir écouter ce que chacun exprime sans le prendre pour soi, sans se l'approprier est chose complexe à faire. Nous avons aussi tendance à vouloir rallier à sa cause des personnes qui nous permettront de nourrir notre égo et notre besoin de reconnaissance pour nous rassurer et nous prouver que nous avons raison. N'est-ce pas justement là le manque de confiance en soi et le manque d'amour de soi ? Nous avons également tendance à absolument vouloir se sentir au-dessus de l'autre, ma situation est pire ou mieux, pourquoi avons-nous ce besoin de nous sentir mieux ou pire que ce que vit l'autre ? Pourquoi ce besoin de rabaisser, de minimiser ou d'extrapoler une situation par rapport à une autre ? Nous avons tous une sensibilité différente et une façon différente de gérer nos émotions et ce que nous vivons.

Une expression que je trouve terrible est « Ne fais pas aux autres ce que tu n'aimerais pas qu'ils te fassent ». Pour moi, elle est dénuée de sens. Déjà ce que je veux et je ne veux pas qu'on me fasse m'appartient et selon mon vécu, mes expériences, cela change au fil du temps. Ce qui arrive dans la vie de chacun permet à chacun d'expérimenter, donc en étant moi-même il peut arriver qu'involontairement je bouscule les autres, alors comment vont-ils expérimenter si je me contrôle pour ne pas les brusquer ?

Personne ne m'a demandé mon avis lorsque j'étais bouscu-
lée psychologiquement par des paroles et des façons de faire.
Je ne dis pas qu'il faut se venger et faire exprès de rendre les
coups mais comprenez que nous ne pouvons pas être soi sans
bousculer l'autre et être soi c'est le plus important pour soi,
même si l'autre est aussi un soi qui pense à sa manière qui n'est
pas comme la vôtre. L'être humain a tendance à croire que nous
sommes tous pareils mais nous sommes tous uniques, avec nos
émotions propres, nos façons de penser et de voir les choses.
Ce n'est pas parce quelqu'un nous ressemble qu'il a la même
façon de voir les choses que nous.

Vous êtes vous et il est lui, avec son vécu et son expérience
et il a le droit de changer et de voir la vie et les gens autrement.
Rien n'est figé et définitif, tout change et évolue constamment.
Nous avons tendance à croire qu'une chose est fichue donc
c'est définitif et nous ne faisons plus rien, nous passons à autre
chose....

La terre est en changement perpétuel avec le climat, les
saisons, la végétation, elle se nettoie. Pourquoi continuer à y
mettre des produits, des traitements alors qu'il y a des possibi-
lités de faire autrement ? La facilité, « ne pas se casser le cul »,
le changement fait peur mais il suffit de faire le pas... Au final,
nous nous rendons compte que nous avons perdu du temps
par peur de l'inconnu. Quand nous sortons de notre zone de
confort, nous apprenons, nous faisons autrement et nous nous
sentons tellement mieux, plus vivant ! Nous savons que nous
contribuons vivement à faire en sorte d'aller mieux pour soi

et pour les autres. Changez pour vous, en faisant ce qu'il y a de mieux pour vous et vous apporterez beaucoup aux autres, beaucoup plus même que vous ne pouvez l'imaginer. Prenez le contrôle de votre vie, prenez le contrôle de qui vous êtes et de ce que vous avez toujours été au lieu de vous faire contrôler par les autres et la peur de... Ne rentrez pas dans le triangle infernal.

Des clés pour vous aider

Le triangle dramatique de Karpman
(d'après Wikipédia)

https://fr.wikipedia.org/wiki/Triangle_dramatique

Ce triangle met en évidence un scénario relationnel entre victime, persécuteur et sauveur qui est un jeu psychologique entre personnes capables de jouer alternativement les trois rôles.

Plutôt que d'exprimer leurs émotions et leurs idées, elles s'enferment et ne communiquent plus. Elles restent sur leur position certaines d'avoir raison et elles ne veulent même pas écouter l'autre, étant donné qu'elle ment de toute façon.

La victime attire un sauveur, le sauveur qui veut la sauver, le rôle parfait pour attirer l'attention sur soi quand on sait bien en jouer. C'est un rôle qui appelle quelqu'un d'autre à être persécuteur, une attente qui sera remplie, ou non, par l'entourage. Le plus souvent la victime a un problème de dépendance. La victime se sent opprimée, impuissante, sans espoir, honteuse et elle semble incapable de prendre des décisions, de résoudre des problèmes, de prendre plaisir à la vie ou d'avoir des idées. La victime, si elle n'est pas persécutée, cherchera un persécuteur et également un sauveur qui sauvera la situation mais perpétuera également les sentiments négatifs de la victime.

Le sauveur a un rôle très gratifiant d'un point de vue narcissique mais place l'autre en état d'incapacité. Il attend un persécuteur pour justifier son existence et une victime à sauver. L'entourage peut suivre, ou pas, ce scénario. Le sauveur se sent coupable s'il ne va pas au secours de la victime (voilà pourquoi c'est, à mon sens, malsain en tant qu'ami, de prendre un tel rôle ; la victime peut, quant à elle, tenter de faire culpabiliser l'ami qui ne prend pas sa défense ou ne se positionne pas en sa faveur). Son sauvetage a des effets négatifs : il garde la victime en état de dépendance et lui donne la permission d'échouer. Les avantages de ce rôle de sauveur sont que l'attention que le sauveur se porte à lui-même est supprimée. Il concentre son énergie sur quelqu'un d'autre, cela lui permet d'ignorer sa propre anxiété et ses problèmes. L'intérêt principal pour le sauveur réside dans l'évitement de ses propres problèmes déguisés en préoccupation pour les besoins de la victime.

Le persécuteur, le « méchant », tente de nouer une relation avec une victime potentielle qui peut adopter une position de victime ou ne pas se laisser faire. Elle peut aussi, à son tour, prendre le rôle de persécuteur. Le persécuteur peut ne pas être une personne (maladie, alcool…). Le persécuteur insiste « tout est de ta faute », il contrôle, blâme, critique, oppresse, est en colère et fait preuve d'autorité, il est rigide et supérieur.

Pour sortir de ce triangle dramatique, Acey Choy a publié en 1990 Le triangle des gagnants comme modèle thérapeutique pour montrer aux patients comment modifier les transactions sociales. Il recommande à toute personne se sentant victime d'un acte de violence de penser davantage en termes de vulnérabilité, à toute personne qui se fait passer pour un persécuteur d'adopter une posture affirmée et à toute personne recrutée comme sauveur de réagir en faisant preuve de bienveillance. La victime devrait être encouragée à accepter sa vulnérabilité, à résoudre ses problèmes et à être plus consciente d'elle-même. Un persécuteur devrait être encouragé à demander ce qu'il veut, à s'affirmer, mais pas à punir ou à se venger par plaisir. Un sauveur devrait être encouragé à montrer de l'intérêt et à faire preuve de bienveillance mais pas encouragé à trop s'occuper d'autrui et à résoudre des problèmes pour les autres.

Le complexe d'infériorité nous pousse à nous mettre en situation d'échec pour justifier la délectation morose que nous éprouverons une fois l'échec constaté. « Tu as vu j'avais raison, je n'attire que le négatif. »

Au lieu de perdre notre temps à nous occuper de la vie des autres et à ce qu'ils font ou pas, prenons ce temps pour nous occuper de nous, nous avons toute notre vie et il y a sûrement de quoi faire alors allons-y !

« Affronte-toi et affronte ce que tu ne veux pas voir ».

Entre la réalité, les croyances et l'égo, j'entends souvent « Mais c'est plus fort que moi, je n'arrive pas à faire autrement », cela nous détruit et nous positionne dans des situations de rejets, d'isolement et de mal-être. Rentrer dans ce triangle est très fréquent, au travail et dans la vie de tous les jours ; en sortir demande un travail sur soi et de l'introspection. Au lieu de regarder et d'observer ce qui se passe à l'extérieur, regardons ce qui se passe en nous et ce que cela vient réveiller en nous...

Les cinq blessures qui empêchent d'être soi-même

Lise Bourbeau explique dans ses livres qu'il est important de passer par l'acceptation, pour avancer.

Voici ce qu'elle écrit :

« Lorsqu'un enfant naît, il sait au plus profond de lui que la raison pour laquelle il s'incarne, c'est d'être lui-même tout en vivant de multiples expériences. Son âme a d'ailleurs choisi la famille et l'environnement dans lesquels il naît avec un but très précis. Nous avons tous la même mission en venant sur cette planète : celle de vivre des expériences jusqu'à ce que nous arrivions à les accepter et à nous aimer à travers elles. »

Lise Bourbeau détaille, dans son livre, les cinq blessures de bases vécues par l'humain et le masque qui les accompagne :

- Le rejet, le masque est le fuyant,
- L'abandon, le masque est le dépendant,
- L'humiliation, le masque est le masochiste,
- La trahison, le masque est le contrôlant,
- L'injustice, le masque est le rigide.

En prenant conscience de vos blessures et en travaillant sur l'acceptation de celles-ci vous avancerez libérés, même s'il y aura toujours des personnes qui seront là pour appuyer là où ça fait mal, où ça fait réagir et heureusement, cela vous permettra de prendre conscience de ce que vous avez à travailler et à corriger en vous. Ne pas travailler sur ses émotions, ne pas gratter et accepter ce qui s'est passé, c'est ok aussi, tant que tout va bien dans votre vie pourtant à un moment donné, la vie mettra sur votre chemin des rappels pour travailler le sujet quoi qu'il arrive. Ces rappels sont là pour que vous preniez conscience que votre façon de faire et d'être ne correspond pas à qui vous êtes réellement. Ce travail, vous le faites pour vous et vous seul, pour ne plus souffrir de ces blessures. Chacun a son travail à faire et si l'autre nous fait mal, ne lui demandez pas de changer mais demandez-vous pourquoi dans ce qu'il a dit ou fait, cela vous a blessé ? Quelle blessure a-t-il réveillé en vous ?

Nos pensées également nous blessent inconsciemment lorsque l'on est dans nos croyances avec nos filtres.

Il est important d'apprendre à contrôler nos pensées, des pensées négatives vont nous amener vers le négatif et l'échec, c'est indéniable. En musclant notre cerveau avec des pensées positives et en lâchant prise, cela nous permet d'avancer, pensez sincèrement le positif, grâce à la pratique de la méditation et de la visualisation.

Au début, on a du mal à s'y mettre, on se dit que ça ne sert à rien, qu'on perd du temps et les premières séances, on a du mal à lâcher prise, on pense à ce qu'on doit faire : le ménage, la liste des courses, le livre à lire, le film à regarder, tiens, qu'est-ce que je vais faire à manger... et puis, au fur et à mesure du temps qui passe et des pensées qui s'écoulent, on finit par lâcher et on se sent tellement mieux après et prêt(e) à en découdre deux fois plus. Alors dix minutes par jour de méditation vous apporteront bien plus que si vous ne le faites pas, croyez-moi. Ne perdez plus votre temps à regarder la télé, prenez le temps de lire les livres qui vous permettront d'avancer, de vous épanouir, de regarder des vidéos et des films inspirants pleins de sens et de logique. Vous verrez, vous vous sentirez plus sereins et plus heureux de vous nourrir de choses positives. Votre corps a besoin de positif pour être en bonne santé, que ce soit sous forme de nourriture culturelle (livres, films, documentaires) ou de nourriture amicale et environnementale (des amis qui n'iront pas forcément dans votre sens mais qui seront toujours présents pour vous, quoi qu'il arrive) et cela, dans un environnement sain : une maison propre, bien aérée, désencombrée et sans poussières. Nettoyer l'extérieur mais aussi l'intérieur avec des aliments sains qui vont apporter au corps les vitamines, nutriments, oligo-éléments nécessaires pour être en bonne santé. Vous ne pouvez pas aller bien si vous ne donnez pas à votre corps ce dont il a besoin pour être en bonne santé. Un corps malade est un corps qui signale que la façon dont nous le traitons n'est pas correcte, à nous de nous corriger, ce n'est pas aux autres d'en prendre soin pour vous. C'est votre corps, celui que vous avez reçu à votre naissance et que vous aurez jusqu'à votre mort physique alors bichonnez-le, chouchoutez-le. Il est ce qu'il y a de plus important sur terre pour vous, vous devez le faire passer avant les autres car sinon vous allez dépérir et vous ne pourrez plus vous occuper de ceux qui vous sont chers quand ils auront besoin de vous. Eh oui, arrêtez de croire que l'extérieur doit s'occuper de vous, à vous de vous aimer et de vous bichonner pour être en forme avec les autres, peu importe ce que les autres diront, ils comprendront et, au pire, vous passerez à autre chose. Rien n'est figé, tout est en mouvement, des personnes arrivent dans votre vie pour vous faire comprendre les blessures que vous avez à travailler et quand le travail est fait, l'éloignement se fait naturellement car il n'y a plus besoin de cette présence, vous êtes dans le lâcher-prise et vous acceptez. En alimentant votre corps correctement, vous arrivez à mieux gérer votre quotidien et les périodes de stress. Dans le cas contraire, vous l'épuisez et le rendez malade. Est-ce que vous voulez continuer à être malade ? Que faites-vous endurer à votre corps et pourquoi le faites-vous ? Est-ce que vous pensez que vous avez mérité de mal entretenir votre corps ? Pourquoi ? Qu'est-ce que vous attendez pour vous prendre en main et faire en sorte que votre corps aille mieux ? Pourquoi vous faites-vous du mal ?

Arrêtez de vous plaindre et de faire la victime avec cette fichue maladie, tant que vous vous direz que vous êtes malade, que c'est comme ça et que vous n'y pouvez rien ! Eh bien, vous savez quoi ? Rien ne changera et ça ira de pire en pire. Alors gardez l'énergie que vous avez pour tout mettre en place pour aller mieux. Arrêtez de vous trouver des excuses (il y en a toujours, des excuses). Avez-vous tendance à vous trouver des excuses ? Êtes-vous heureux dans votre vie ? Si oui, alors ok, restez comme vous êtes et sinon bougez-vous !!! En changeant votre façon de penser et de voir les choses de la vie, vous vous changerez et vous changerez votre vie. Quand on décide, quand on veut et bien on peut tout faire, vraiment, alors foncez !

Remettez à plat vos croyances, vos pensées limitantes et la vision que vous avez de vous et des autres. Mettez-vous dans la peau de quelqu'un de neuf, plein d'amour pour lui-même et les autres et nettoyez tout intérieur et extérieur. Soyez vous ! Aimez-vous et montrez-le, vivez pour vous, rayonnez !

Les cinq accords toltèques

J'adore les accords toltèques, ils sont affichés dans ma chambre et dans ma cuisine pour rappel, cela m'aide beaucoup au quotidien. Je vous conseille d'acheter les livres, *Les quatre accords toltèques* de Don Miguel Ruiz et *Le Cinquième accord toltèque* de Don Miguel Ruiz et Don José Ruiz « La voie de la liberté personnelle et la voie de la maîtrise de soi ».

1er accord : Que votre parole soit impeccable. Parlez avec intégrité, ne dites que ce que vous pensez. N'utilisez pas la parole contre vous-même, ni pour médire autrui. Utilisez la puissance de la parole au service de la vérité et de l'amour.

2e accord : Quoi qu'il arrive n'en faites pas une affaire personnelle. Ce que les autres font et disent n'est qu'une projection de leur propre réalité, de leur rêve. Lorsque vous êtes immunisé contre cela, vous n'êtes plus victime de souffrances inutiles.

Et dans le cas où ça vous touche, pensez à Lise Bourbeau et essayez de comprendre ce qui a pu vous toucher.

3e accord : Ne faites pas de suppositions, ayez le courage de poser des questions et d'exprimer vos vrais désirs. Communiquez clairement avec les autres pour éviter tristesse, malentendus et drames. À lui seul, cet accord peut transformer complètement votre vie.

Eh oui, arrêtez de penser à la place de l'autre, nous croyons toujours tout savoir sur tout mais au final nous ne savons rien, alors demandez, au lieu de croire savoir ce que l'autre pense, veut ou est. Au lieu de perdre de l'énergie à faire des suppositions et parler de ce que l'on croit savoir (comme les journalistes TV) gardez votre énergie pour régler ce qu'il y a à régler chez vous : santé, famille, travail, pourquoi vous avez ça et comment le régler ? Se mettre en action !

4e accord : Faites toujours de votre mieux, votre « mieux » change d'instant en instant, quelles que soient les circonstances. Faites simplement de votre mieux et vous éviterez de vous juger, de vous culpabiliser et d'avoir des regrets.

C'est toujours plus facile de se moquer de ceux qui font mal que de leur apprendre à bien faire. Il n'y a pas une vérité mais autant de vérités que d'êtres humains qui vont changer à chaque instant car l'être évolue et change à chaque instant, rien n'est vrai, rien ne dure, rien n'est figé et tout est juste.

5e accord : Soyez sceptique mais apprenez à écouter. Ne vous croyez pas vous-même ni personne d'autre. Utilisez la force du doute pour remettre en question tout ce que vous entendez : est-ce vraiment la réalité ? Écoutez l'intention qui sous-tend les mots et vous comprendrez le véritable message.

Don Miguel Ruiz est un chamane mexicain et je vous conseille vivement de lire ses livres.

Voici quelques citations inspirantes

Les difficultés et les galères font partie de l'aventure.
David Laroche

Aucun être au monde aussi aimant soit-il, ne pourra t'aimer à ta place. On ne peut donner à autrui ce que l'on se refuse à soi.
Gregory Mutombo

L'amour de soi, s'aimer est-ce se regarder dans un miroir et chérir l'image que l'on voit ? Cela en fait partie mais l'amour de soi ne peut absolument pas se résumer à cela, sinon cela devient du narcissisme. L'amour de soi c'est l'accueil de toute son intégralité avec ce qui ne nous plaît pas, sans jugement. L'accueil de ses échecs et ses réussites. C'est honorer l'être de lumière qui est en nous en lui laissant de plus en plus la possibilité de s'exprimer. L'amour de soi est un chemin, un long chemin d'expression de sa lumière.
Yannick Vérité

La gestion du stress

Maintenant attaquons nous à la partie physique du corps avec le stress qui joue un rôle très important dans notre mal être, notre immunité et nos défenses immunitaires.

Le stress, c'est éprouver une agression qui provoque au niveau endocrinien une réponse toujours identique quel que soit l'agent stresseur, rythme cardiaque qui s'accélère, transpiration, on devient pâle, c'est une réaction de l'organisme. Il y a une sécrétion excessive d'hormones qui peuvent être à la longue, responsables de maladies. Cela dépend de la situation dans laquelle on se trouve. Une perturbation est un stress pour l'organisme. Celui-ci doit réagir pour s'adapter à ce choc afin d'y résister. STRESS signifie SERRER.

Il y a deux sortes de stress :

La personne déclenche une réaction adaptée, puis elle revient à son état normal de santé (mariage, compétition, naissance, anniversaire, ...).

La personne déclenche une réaction inadaptée (négative et régulière) l'état de santé est perturbé (ce qui va entraîner des carences, problèmes, réactions).

Dans le cas d'un stress aigu, le système nerveux orthosympathique va gérer le problème.

Dans le cas d'un stress chronique, c'est l'axe hypothalamo-hypophyso-surrénal qui va tenter de régler le problème.

Après six mois de stress consécutifs il est estimé que la personne rentre en phase de résistance. Selon la durée, l'intensité du problème et selon ses réserves en micronutriments, elle va basculer en phase d'épuisement.

La phase d'épuisement va conduire la personne à l'épuisement par un manque de minéraux et de vitamines. En temps normal, le corps a besoin pour fonctionner d'un certain nombre de vitamines, de minéraux et autres sauf qu'en cas de stress, l'organisme puise dans ses réserves. Si les réserves sont épuisées, cela peut conduire à des problèmes dépressifs.

Les facteurs de stress sont multiples. En voici une liste non exhaustive :

- La cadence de la vie professionnelle
- Le trajet entre le domicile et le travail
- La non-reconnaissance de certaines professions
- Les relations conflictuelles
- Le manque de temps pour s'occuper des enfants, de soi, de sa maison, de ses projets
- L'emploi du temps surchargé, le surinvestissement, la charge sociale, charge mentale trop importante

- Le sentiment d'insécurité qui se développe, toutes les peurs qui peuvent exister en chacun de nous
- Le manque de repos
- Une mauvaise alimentation (plats industriels, fast food, sodas, jus, gâteaux...)
- Les maladies comme la dépression, l'anxiété, les crises d'angoisse
- Les chocs émotionnels
- Les problèmes d'argent, de dettes, de solitude
- Le sommeil insuffisant
- La lumière artificielle
- La sédentarité
- La dépendance (café, alcool, tabac, drogue...)
- L'énervement
- Le surmenage
- Les problèmes administratifs
- Les infections
- Les évènements heureux ou malheureux
- Le cancer et les pathologies lourdes
- La pollution chimique
- La pollution électromagnétique

- Les regrets

- L'indécision

- Les pensées négatives

- Le perfectionnisme

- Les TOC

- Le manque de détente

La répétition des agressions entraîne des réponses orga-niques qui elles-mêmes entraînent une augmentation des besoins en nutriments qui entraînent des conséquences sur notre santé telles que de l'agressivité, de l'angoisse, des problèmes de concentration, des difficultés à dormir, de la diarrhée, des problèmes sexuels, de l'hypertension artérielle, de la tachycardie, une baisse de l'immunité, une fatigue chronique, une prise de poids, des problèmes digestifs, cutanés, une tendance à l'hypoglycémie du cholestérol et des problèmes cardio-vasculaires plus graves à long terme, maux de tête, migraines à répétition, maux de ventre, douleurs au plexus solaire, perte d'appétit, envie de sucré, envie de fumer, dégoût de faire des choses au quotidien, réveils au milieu de la nuit, larmes aux yeux facilement.

Tous ces facteurs vont conduire au surmenage et peuvent amener à tirer sur les neurones qui seront vidés ; l'apathie arrive, épuise et là, la maladie peut survenir.

La fibromyalgie peut être comparée à une tendinite généralisée car elle touche tous les endroits du corps.

L'alimentation est très importante pour apporter au corps tout ce dont il a besoin pour lui permettre de bien gérer le stress et de rester le plus possible en bonne santé.

Hippocrate disait "La nature est le médecin des maladies, non par intelligence, sans instructions et sans savoirs, fait ce qui convient".

Les plantes reminéralisantes telles que l'ortie, la prêle et surtout l'oligo-élément magnésium sont très importants et jouent un rôle essentiel pour garder l'énergie et l'équilibre. Je conseille vivement *DSTRESS en stick* qui fonctionne très bien ainsi que *THALAMAG Forme Physique et Mentale*, à vous de voir ce qui vous convient le mieux entre les deux, pour l'urgence le *DSTRESS* est top et pour la prévention le *THALAMAG* en cure est super, vous pouvez donc alterner les deux.

Les Oméga 3 et les antioxydants : j'ai fait beaucoup de cures de gélules d'huile de foie de morue. En gélules, ça passe très bien et l'huile est riche en vitamine D, A et en Oméga 3, parfaite pour les os, les muscles, le cœur, les intestins, les reins, l'entretien de la peau et des muqueuses et pour le fonctionnement normal du système immunitaire. Elle joue également un rôle dans les fonctions visuelle et cérébrale et a des effets positifs sur les cheveux, les ongles et les dents.

Les antioxydants à privilégier sont ceux qui se trouvent dans les légumes et les fruits (betterave, artichaut, asperge, brocoli, chou rouge, bleuet, mûre canneberge, framboise, fraise et pruneau). Les légumes et fruits frais, seront de préférence non transformés, les fruits crus consommés en dehors des repas (sur un estomac vide pour éviter fermentations, ballonnements et sucres supplémentaires), les légumes peu cuits, de préférence *al dente*, la cuisson sera douce, à la vapeur pour éviter de perdre trop de vitamines et nutriments. Les cuire dans l'eau, c'est la perte assurée de leurs pouvoirs bénéfiques sur le corps et à la poêle ou à la cocotte, c'est pareil. Plus la cuisson est longue, plus ils perdent leurs vertus. Bien entendu, il faut éviter tous les excitants tels que thé et café, un à deux par jour non sucré de préférence et le café en dehors des repas car il empêche l'absorption du fer, rend plus difficile à digérer les protéines, bloque la digestion et le bol alimentaire pendant deux heures ce qui entraîne la fermentation de tout ce qui s'y trouve et qui dit fermentation dit production d'alcool et de sucres. Eh oui, je sais que l'alimentation, c'est sacré et que vous avez beaucoup de mal à la changer. En changeant vos bonnes vieilles habitudes et tout ce que vous aimez, le sucré, le gras, les plats familiaux qui ont mijoté, les soupes de mamie... les légumes vapeur, de suite, c'est moins glamour et engageant, beurk !!!

Bah oui mais justement si vous êtes malade, c'est bien parce que vous aimez ce qui est sucré, salé et gras. Les légumes, le plus souvent beaucoup trop cuits, c'est de temps en temps et pour vous donner bonne conscience. Cependant, sachez que les habitudes, ça se change et quand vous en aurez marre d'être mal dans votre corps, vous vous direz qu'il est peut-être temps de changer les mauvaises habitudes. Je vous comprends, pas de panique, je ne suis pas parfaite et d'ailleurs je ne souhaite pas l'être, ce n'est pas le but de ma vie mais je vous assure que quand on est au bout du bout, on teste et on change les mauvaises habitudes car le but c'est de rester en bonne santé le plus longtemps possible. J'ai testé, une fois de temps en temps, petit pas par petit pas... à aucun moment je n'ai lâché, surtout quand j'ai vu les résultats. Oui, un jour on se rend compte que l'on a plus du tout de douleurs et quand on fait un écart, on repart dans l'horreur des douleurs et bien ça encourage à continuer.

J'ai donc continué. Maintenant je n'ai plus vraiment envie de faire d'écarts car je sais que je ne vais pas être bien donc j'évite, même si mon entourage ne comprend pas toujours, ce n'est pas grave. Ce n'est pas eux qui sont dans mon corps, c'est moi et il n'y a que moi qui sache ce qui est bon ou pas pour moi-même même si, de temps en temps, j'ai encore besoin d'être guidée par ma coach naturo qui me remet sur les rails quand je sens que j'en ai besoin.

L'alimentation et les compléments alimentaires

Je vous conseille d'éviter certaines choses qui sont de très mauvaises habitudes :

- Manger trop. On a tendance à surcharger "la mule" comme j'aime bien le dire et après, on n'est pas bien. Écoutez votre corps et arrêtez de manger avant d'être mal.

- Manger vite, prenez le temps de mâcher car non, votre estomac n'a pas de dents et la digestion commence dans la bouche. En prenant le temps de bien mastiquer, vous entendrez mieux votre corps vous dire « stop ». On ne remplit pas son estomac comme un sac de courses.

- Surconsommer des produits laitiers. Pour ma part, je n'en prends plus, j'avais beaucoup trop de douleurs, d'inflammation, de glaires et d'écoulements du nez. L'arrêt de ces produits a été très difficile pour moi mais radical, c'est sur ces produits que j'ai vu une réelle différence sur mon état de santé et je ne les ai remplacés par aucun autre.

- Tous les aliments industriels et transformés (plats cuisinés, gâteaux, jus...) trop de sel, trop de sucre, trop de gras, pas de vitamines, ni de minéraux mais des conservateurs, des colorants, des éléments qui n'apportent rien de bon au corps, c'est du vide qui va remplir votre estomac, qui sera stocké en déchets et qui amènera des "maladies" donc rien de bon pour le corps.

- Consommer du sucre blanc, des bonbons, des viennoiseries, des gâteaux et autres denrées du même genre, dépourvues de vitamines, d'oligo-éléments, de minéraux. Ces aliments entraînent des inflammations.

- Manger trop de viande, une petite portion deux fois par semaine et de bonne qualité, c'est amplement suffisant. Surconsommer de la viande est très mauvais pour le foie et les reins alors, diminuez votre consommation.

- Boire des sodas et des boissons gazeuses ou sucrées qui n'ont aucune utilité pour le corps. Celui-ci stocke sous forme de graisse ce qui, à la longue, provoquera des inflammations puis des maladies.

- Boire trop de jus de fruits, surtout ceux du commerce, ils ne servent à rien de positif au corps. Par contre, un jus de fruit maison à peine fait et bu de suite, c'est ok. Sinon ils sont déminéralisants et plein de sucre. Ce qui est écrit sur l'emballage, c'est pour le vendre, pas pour votre santé.

- Fumer. Aïe, dur d'arrêter, je le sais cela fait cinq ans que j'ai arrêté. J'ai réussi à arrêter du jour au lendemain, comme ça sans rien donc c'est super me direz-vous mais c'est quand même difficile. Je n'étais pas une grosse fumeuse, ma première cigarette, c'était le soir après le travail et je ne fumais pas plus de cinq cigarettes par jour environ. Cela m'arrive de craquer quand je suis avec quelqu'un qui fume mais je n'en n'achète plus et j'arrive très bien à m'en passer au quotidien.

- Manger trop chaud ou toujours froid. L'estomac n'aime pas ça, que ce soit les boissons froides ou glacées comme les plats très chauds et en plus on se « crame » les papilles de la langue.

Je vous conseille de manger le plus sain possible et le plus léger possible. On doit sortir de table en ayant une légère faim. Une assiette unique avec une majorité de légumes mi-cuits, mi-crus, à la vapeur, des céréales non raffinées bio, une protéine et c'est tout ! Lorsque votre assiette est complète, vous ne devez plus avoir faim. Dans le cas où vous avez encore faim, c'est que votre assiette n'était pas assez équilibrée. Prévoyez de manger un fruit (pomme) au minimum trente minutes avant votre repas ou équilibrez mieux votre assiette avec plus de légumes et une bonne huile ajoutée au moment de passer à table (première pression à froid bio, non chauffée, comme les huiles de colza, tournesol, chanvre, pépin de raisins, olive, cameline, lin, noisettes, noix, etc...). J'en ai plusieurs et j'alterne, c'est un délice. Personnellement j'adore l'huile de sésame.

Manger des produits frais, de saison, bio, locaux si possible et encore mieux de votre jardin et cuisinez vous-même.

Remplacez le sucre blanc par le sucre rapadura ou complet.

Buvez de l'eau qui contient peu de minéraux pour ne pas encrasser vos reins. Je bois la *Mont Roucous*, la *Montcalm* et

Rosée de la Reine, elles me vont très bien et même si c'est en bouteille plastique car j'ai beaucoup de mal à boire l'eau du robinet, même filtrée.

Faites-vous plaisir avec les tisanes et selon les périodes, adoptez celle qui vous va le mieux. Par exemple, l'hiver le thym, après le repas le romarin, pour les périodes menstruelles la sauge (sauf si vous avez une maladie hormono-dépendante).

Mettez des aromates, des épices, du gomasio dans votre assiette, c'est trop bon quand c'est de bonne qualité.

Mangez quelques fruits secs, testez les laits végétaux et une poignée d'oléagineux par jour (noix, noisettes, amandes, ...). Le chocolat noir dans les cas où vous avez des envies de chocolat, il est important d'acheter du chocolat noir à plus de 70%.

Alors oui, au début c'est compliqué, c'est comme quand on enlève le sucre dans le café mais on s'habitue. Je vous assure que le corps s'habitue très vite et sait vite vous dire ce qui est bon ou pas pour lui. Au début, il va se nettoyer et avec tous ces changements, il se peut que vous ayez des maux de tête et un transit perturbé, c'est pour cela qu'il est important de respecter son rythme, étape par étape, jour après jour.

Pour vous détendre et dormir, testez la valériane ou la passiflore. Pour ma part, la valériane est toujours dans mes placards en version racine (attention ça sent très fort et les chats en sont complètements dingues, donc à fermer hermétiquement hors de portée des chats) et en sachets de chez *Yogi Tea*. Ils sont bons et sentent moins fort mais le chat les adore aussi, surveiller votre tasse, votre sachet et votre chat si vous en avez un.

Vous pouvez vous détendre dans un bain avec des huiles essentielles une fois par semaine. Vous pouvez faire un mélange Ylang Ylang, petit grain Bigarade et bergamote ; vous mélangez deux gouttes de chaque dans une bonne poignée de gros sel marin puis vous mélangez au bain pas trop chaud et vous vous détendez avec une méditation. Fermez la porte à clé, prévenez vos proches que vous n'êtes pas disponible durant la prochaine heure et en route pour un voyage vers votre avenir positif sans douleurs.

Une fois le rééquilibrage alimentaire commencé, je vous conseille de faire une cure de probiotiques, ce sont des micro-organismes vivants, bactéries ou levures qui vont venir en aide aux bactéries naturellement présentes dans votre organisme. Ils sont nécessaires pour la digestion, la flore intestinale et pour éviter tous les symptômes et maladies inflammatoires et également pour booster le système immunitaire. N'achetez pas n'importe quoi, trouver un(e) naturopathe près de chez vous qui vous conseillera. Selon les périodes de la vie, l'avancée sur son chemin, le corps change et il est nécessaire de s'adapter à chacun. Nous sommes tous uniques et ce qui va à l'un ne va pas forcément aller à l'autre alors faites-vous bien conseiller et ce qui vous va aujourd'hui ne vous ira peut-être plus demain, testez, essayez et il y a qu'en agissant que vous saurez.

Je le répète car c'est important, oui au début c'est difficile, cela provoque un gros bouleversement qui est pourtant nécessaire pour votre mieux être.

La mise en action

Vous voulez aller mieux ?

Vous en avez marre d'être mal et d'avoir la sensation de ne servir à rien ?

Alors, foncez, vous avez tout à y gagner !

On nettoie, on fait le ménage intérieur, extérieur, on reprogramme, on formate et on applique.

Soyez à l'écoute de vous, sans analyse et sans jugement.

Aimez-vous et prenez conscience de qui vous êtes, de vos sensations de l'endroit où vous voulez aller et dans quel état.

Écrivez ci-dessous ce que vous ne voulez plus :

....

....

....

....

....

....

....

....

....

....
....
....
....
....
....
....
....

Écrivez ci-dessous ce que vous voulez :

....
....
....
....
....
....
....
....
....
....
....
....
....
....

Listez ci-dessous quelles sont vos prises de conscience ?

....
....
....
....
....
....
....
....
....
....
....
....
....
....
....
....
....
....
....
....
....
....
....
....

Quelles sont les actions à mettre en place ?

Les points à améliorer, à corriger :

☐ M'alimenter correctement

☐ Prendre soin de moi

☐ M'aimer

☐ M'accepter

☐ Être moi

☐ ....

☐ ....

Comment :

☐ Rééquilibrer l'alimentation

☐ Bain

☐ Massage

☐ Sophrologie

☐ EMDR

☐ Qi Gong

☐ Techniques énergétiques

☐ Art Thérapie

☐ Réflexologie

☐ Méditation

☐ Musicothérapie

- ☐ Bols Tibétains
- ☐ Relaxation
- ☐ Respiration
- ☐ Pensées positives
- ☐ Loi d'attraction
- ☐ Écrire
- ☐ Lire
- ☐ Sortir de sa zone de confort
- ☐ Tester
- ☐ Découvrir
- ☐ Jeûner
- ☐ Détoxifier
- ☐ Jouer
- ☐ Rigoler
- ☐ Câliner
- ☐ Cohérence cardiaque
- ☐ Plaisir
- ☐ Cure thermale
- ☐ ....
- ☐ ....

Allez, arrêtez de vous plaindre, agissez et effectuez les changements nécessaires. Vous avez été conditionné(e), manipulé(e) et sculpté(e) pour rentrer dans un moule, seulement vous êtes unique, vous n'entrez dans aucun moule. C'est assez vulgaire mais j'avoue que j'aime bien dire cette expression qui est très parlante « enlève-toi les doigts du cul et agis ».

Alors, éclatez ce moule et retrouvez-vous, libérez-vous, soyez enfin vous ! Pendant que vous consommez et que la société vous amuse, vous vous faites manipuler. Détachez-vous, ayez confiance en vous et en la vie. La Confiance et l'Amour sont les deux clés à garder en soi, Aimez et ayez confiance.

Le sens de la santé parfaite, c'est être heureux et en bonne santé, l'aspect à améliorer est l'alimentaire : ne plus ressentir le besoin d'aliments mauvais pour soi et son mental.

S'aimer à 200%

Si, vous souffrez, c'est à cause de vous (je sais que ça va choquer mais quand vous aurez fait le travail pour aller mieux vous le comprendrez, acceptez que cette situation arrive pour vous aider à aller mieux. En ne faisant rien, vous baissez les bras et vous acceptez de ne pas aller mieux), si vous vous sentez bien, c'est grâce à vous. Personne d'autre n'est responsable, seulement vous et vous seul(e). Vous être votre enfer, vous êtes votre paradis. La décision de souffrir ou d'être bien vient de vous, uniquement. Si vous n'êtes pas heureux, prenez une décision, ne laissez pas les autres vous atteindre, changez !

Soyez vous, être soi, pour se libérer de ses maux.

Les gens heureux ne perdent pas leur temps à faire du mal aux autres. Ceux qui font du mal ne sont pas heureux, aimez-les, pardonnez-les.

Tout changement implique le changement de soi, car si aucun humain ne change, le monde dont il est responsable ne pourra pas vraiment changer.

La raison, l'égo, le mental vont tout faire pour saboter vos actions, pour ne pas que vous changiez. Ils vont trouver tout un tas d'excuses pour ne pas changer, ne rien faire et vous maintenir dans votre zone de confort. Est-ce que c'est ça que vous voulez ? Rester comme vous êtes avec vos douleurs et vos souffrances ?

On me disait « *C'est dans ta tête* » mais ça veut dire quoi exactement ? J'ai mal dans ma tête ? Eh vous, avec vos pensées limitantes, c'est votre tête qui est malade et que vous devriez changer ! Ah, non prenez la pilule rose, vous verrez tout va changer par magie. C'est bien ça qu'on attend ? Que l'extérieur nous aide. Mais quand nous sommes dans les douleurs physiques, ce n'est pas notre tête mais bien notre corps qui a mal. Quand nous nous coupons un doigt lorsque l'on cuisine, je ne vous dis pas que votre douleur est dans votre tête ! Alors, parce que ça ne se voit pas, ça n'existe pas ? Sérieusement ?

Apprendre à se détacher. Être, être dans le ressenti « Je ressens des blocages » alors je vais regarder ça de plus près pour débloquer et faire en sorte de ne plus les avoir.

En vibrant la peur, vous l'attirez. Apprenez à écouter, ne croyez ni vous-même, ni les autres, partez du principe que vous apprenez tous les jours, écoutez, ayez confiance, restez positif. Rien n'est grave, tout est juste et tout arrive toujours pour une raison, nous sommes des *apprentis « sages »*.

Exercices à tester

La Respiration calme

1- Assis ou couché confortablement sur le dos, se détendre,

2- Expirer progressivement et complètement, puis laisser pénétrer l'air de lui-même sans effort. Agir comme si l'on remplissait un compte-goutte,

3- Être conscient de l'acte respiratoire. Sentir le mouvement de l'abdomen, du diaphragme, des côtes, du thorax,

4- Vider complètement les poumons.

Renouveler l'exercice plusieurs fois calmement jusqu'à ressentir une réelle détente.

Cet exercice est simple, il favorise la relaxation et améliore la concentration de l'esprit.

Le Relâchement

Lorsque vous êtes stressé et/ou énervé,

1- Debout de préférence, jambes écartées, bras le long du corps,

2- Inspirez lentement, profondément, complètement en levant les bras doucement,

3- Retenir l'air cinq secondes environ,

4- Expirer d'un coup en laissant tomber les bras,

\# Renouveler l'exercice autant de fois que nécessaire, jusqu'au retour au calme,

\# Rigoler et crier si le besoin s'en fait sentir.

Exercice simple à faire, isolez-vous au WC si vous êtes au travail ou en famille. Parfait pour décompresser.

La Relaxation

Voici quelques mouvements de relaxation à faire tous les jours :

Assis bien droit, les bras le long du corps, réalisez quelques cercles avec la tête, lentement, en relâchant totalement les muscles du cou, sans remonter les épaules. Dans un sens et dans l'autre au moins dix tours au total.

Toujours assis, penchez-vous en avant, bras posés sur vos genoux, relâchez la tête et respirez profondément en faisant le dos rond.

Massez vos reins (vos reins se situent dans la partie arrière de l'abdomen au niveau des deux dernières côtes de chaque côté de la colonne vertébrale. Le rein droit sous le foie et le gauche sous la rate). Avec le dessus de vos mains, massez vos reins en mouvements lents qui seront associés à une respiration ample et lente (on gonfle le ventre à l'inspire et on contracte le ventre à l'expire).

La cure d'argile verte

L'argile verte, la surfine Montmorillonite et illite en cure interne, géophagie cure de vingt et un jour, de préférence à l'automne, avec une alimentation équilibrée et hypotoxique.

Attention : l'argile annule l'effet des médicaments, donc il faut prendre les médicaments bien en dehors des prises d'argile.

Cette cure ne s'applique pas aux personnes qui sont sévèrement constipées, qui ont un ulcère ou une rectocolite.

- Elle apaise les maux de ventre
- Elle Soulage les douleurs articulaires
- Elle Absorbe les toxines, microbes et impuretés.

Maximum deux cures de vingt-et-un jour avec une pause de dix jours entre les deux cures et pas plus, pour ne pas charger vos reins.

Les sept premiers jours, verser de l'eau minérale dans un verre et mettre l'équivalent d'une cuillère à soupe en bois ou en plastique, **ne surtout pas utiliser de métal avec l'argile.** Saupoudrer dans un verre rempli d'eau sans la toucher. À faire le soir, laisser l'argile tomber dans le verre et couvrez le verre. Laisser poser toute la nuit, le matin à jeun, boire uniquement l'eau, ne pas boire l'argile. Le corps va s'y habituer progressivement.

À partir du huitième jour, faire la même routine le soir mais le matin, remuer avec une cuillère en bois et boire tout le lait d'argile.

Il est important de boire beaucoup d'eau tout au long de la journée pendant cette cure afin d'aider l'argile à éliminer les toxines. Il se peut que votre corps réagisse et que vous ayez des boutons, des diarrhées, des rhumes. Pas de panique, c'est normal, ne prenez surtout pas de médicaments pour arrêter ce processus de nettoyage, faites confiance en votre corps, continuez de boire et de manger un maximum de végétaux. Le nettoyage se fait et au bout de quelques jours, tout ira mieux.

Les bonhommes allumettes de Jacques Martel

Si vous ne connaissez pas, voici ce que c'est et à quoi ça sert :

C'est un exercice qui permet de couper le lien d'attachement avec une personne, un objet, un sentiment, une dépendance, un lien négatif, des émotions toxiques.

Que ce lien soit conscient ou inconscient et qui est bloquant.

On ne peut le faire qu'entre soi et une autre personne ou une situation en demandant à ce que chacun reçoive ce qui est juste pour lui, en demandant le meilleur pour chacun.

Nous n'avons aucun droit d'agir sur la vie de quelqu'un d'autre même s'il s'agit de nos proches. Les épreuves nous permettent d'évoluer et de grandir donc laissons chacun vivre les siennes et permettez-leur cette évolution sans chercher à intervenir dans ce qu'ils vivent.

Dans quel cas utiliser les bonhommes allumettes ?

- Moi et une autre personne
- Moi et une personne décédée (car je n'arrive pas à faire mon deuil)

- Moi et mon émotion

- Moi et une situation

- Moi et un problème

Comment fait-on ?
On prend une feuille, un stylo et une paire de ciseaux.

1- On se dessine et on écrit ses prénom et nom en dessous.

2- À côté, on dessine la personne ou la situation, le problème, l'émotion (pour la situation, le problème, l'émotion, faire un rectangle dans lequel on écrit la situation, le problème que l'on souhaite régler).

3- Autour de chaque représentation, on dessine un cercle de lumière qui va symboliser le fait qu'on souhaite le meilleur à chacun : à moi et l'autre.

4- On trace ensuite un grand cercle de lumière qui va entourer les deux premiers pour symboliser qu'on souhaite le meilleur pour tout le monde.

5- On relie ensuite chacun des chakras de notre bonhomme au chakra de l'autre bonhomme (chakra racine, sacré, plexus solaire, cœur, gorge, 3ᵉ œil, couronne) voir dessin ci-après.

6- Avec une paire de ciseaux, on va découper la feuille en deux morceaux de papier.

Conseil personnel, brûlez-les, même si ce n'est pas obligatoire. Comme ça, cela vous permettra d'avancer et de passer à autre chose plutôt que de laisser traîner ça dans un tiroir.

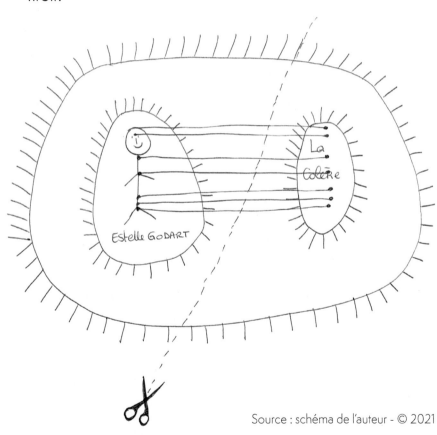

Source : schéma de l'auteur - © 2021

La méthode Ho'oponopono d'après Luc Bodin

La méthode Ho'oponopono, *remettre droit*, tradition spiri-tuelle qui vient de Hawaï.

Tout est stocké sous forme de mémoire dans notre corps et nous sommes responsable à 100% de ce que nous vivons. Nous pouvons faire un travail sur ces mémoires pour nous reconnecter à notre moi intérieur. L'idée est de faire un net-toyage avec un pardon mutuel. Le mantra est très fort et est à répéter un maximum de fois pour reprendre la main sur ce que nous vivons dans nos pensées, nos actes, les situations difficiles, les conflits. C'est un nettoyage énergétique et inté-rieur pour se reconnecter à notre enfant intérieur, nettoyer les mémoires erronées.

Acquérir le réflexe de réciter ce mantra de purification dans chaque situation difficile.

Désolé(e) : je suis désolé(e) d'être à l'origine de cet événement

Pardon : à soi-même et à la situation

Merci : à la vie de cette prise de conscience

Je t'aime : j'aime la vie, la personne, moi

- Envoyer de l'amour : sous la douche, avant de s'endormir, dans les transports, les salles d'attente, ... pour ne pas stocker.

- Nettoyer toutes ces mémoires, purifier très régulièrement

- Rester connecté à notre enfant intérieur, lui parler, lui demander pourquoi il a besoin de reprendre contact

- Prendre la responsabilité de tout ce qu'on vit

- Se retrouver seul(e) est nécessaire pour se nettoyer au calme, avec soi, pour être mieux avec les autres

- Pour transmuter le négatif en positif :

  « Je demande la transmutation divine de toutes les mémoires négatives à l'origine de cette situation, en mémoires positives"

  "Je demande à ce que toutes les mémoires erronées responsables de (nommer la situation problématique) soient effacées"

  "Je demande la transmutation divine de toutes les mémoires négatives qui sont en moi et qui sont à l'origine de la situation délétère (la nommer) afin qu'elles deviennent de merveilleuses mémoires positives et bénéfiques pour moi et mon évolution sur cette terre. Merci, je m'aime"

Suggestions de lecture

- Pelissier Jean, *Secret de centenaires*
- Maitreyi D.Piontek, *Le Tao de la femme*
- Natacha Gunsburger, *Mon coach Naturo*
- Lucile Paul Chevance, *L'enfant de la source*
- Anne Tuffigo, *Ces âmes qui guident nos pas*
- Jonathan Lehmann, *Journal intime d'un touriste du bonheur*
- Lise Bourbeau, *Les 5 blessures qui empêchent d'être soi-même*
- Stéphane Alix, *Le Test*
- Grand Ours, *Le Destin d'un homme vivre ou mourir*
- Grand Ours, *Attrape ton rêve*
- Édouard Jaurequi, *Conversation avec mon chat*
- Laurent Gounelle, *L'homme qui voulait être heureux*
- Laurent Gounelle, *Je te promets la liberté*
- Catherine Bensaid, *Aime toi, la vie t'aimera*
- Natacha Calestrémé, *La clé de votre énergie*

- Eckhart Tolle, *Nouvelle terre*
- Patrick Burensteinas, *Un alchimiste raconte*
- Dr Raymond Moody, *La vie après la vie*
- Fabrice Midal, *Foutez-vous la paix*
- Don Miguel Ruiz, *Les 4 Accords Toltèques*
- Don Miguel Ruiz, *Le 5ᵉ accord Toltèque*
- Malory Malmasson, *Soul Dating*
- Louise L. Hay, *Transformez votre vie*
- Hal Elrod, *Miracle Morning*
- Raphaëlle Giordano, *Ta deuxième vie commence quand tu comprendras que tu n'en as qu'une*
- Agnès Martin-Lugand, *Les gens heureux lisent et boivent du café*
- Agnès Martin-Lugand, *La vie est facile ne t'inquiète pas*
- Muriel Atipo, *La femme extraordinaire*
- Napoleon Hill, *Réfléchissez et devenez riche*
- Napoleon Hill, *Plus malin que le diable*

Remerciements spécifiques et conclusion

Je remercie les personnes suivantes d'être passées dans ma vie de près ou de loin, d'être restées un court instant ou très longtemps sur mon parcours de fibromyalgique et sur le chemin de ma nouvelle vie.

Arcis Aline, Atipo Muriel, Audoire Christian Ostéopathe, Bellanca Bob, Boileau Cécile, Bourbeau Lise, Burensteinas Patrick, Chève Christelle, Clerc Olivier, Diximus Carine,

Ebroussard Shivabaï, Fritsch Thibault, Giguel Denise mon mentor, Grand Ours,

Hampel Aurélie, Le Professeur Henri Joyeux, Huck Céline, Jourdain Maccario Magnétiseur, Lagarosse Natacha, Laplace Marie Claude, Lefrançois David,

Le Docteur Lhemann, Lehmann Jonathan, Mallier Alexandre, Martel Jacques,

Mellet Jessica, Le Docteur Hervé Métenier, Moutumbo Gregory, Napraseuth Clouet Corinne, Pépé, Pelissier Jean, Perron Julien, Preux Thierry EMDR, Roux Raynaud Monique Sophrologue, Rubinel Christel, Tétart Stéphane, Tuffigo Anne, Viegas Dany,

Yossifov Marc, Zugliani Vanessa et toutes les personnes qui m'ont permis d'avancer sur mon chemin en m'ouvrant les portes ou en me libérant des croyances, pensées limitantes, douleurs et ondes négatives.

Grâce à ces ruptures, grâce à ces souffrances, grâce à la fibromyalgie, j'ai pu me reconstruire, renaître et m'aimer.

Et vous ? Préférez-vous rester dans la fatalité, être déterminé(e) par une maladie et par les autres ou souhaitez-vous casser le moule, vous retrouver, vous libérer et être vous ?

Un conseiller aura beau vous donner des conseils, vous guider et vous prévenir que vous n'êtes pas sur le bon chemin, tant que vous ne serez pas prêt(e) et que vous n'en aurez pas pris réellement conscience, tout ce qu'il vous dira n'aura aucun sens pour vous. Au pire, vous allez le prendre pour un fou au mieux vous aurez pitié de lui et lui dire que vous savez ce que vous faites, que vous savez ce que vous voulez et que vous faites ce que vous voulez de votre vie. Chacun son chemin et ses expériences et il n'y a que par les expériences que l'on apprend, ou pas ...

Soyez dans la Bienveillance, faites de votre mieux et acceptez que la seule personne qui puisse vous aider à changer, c'est vous !

À force d'être dans la douleur, que ce soit physique ou mentale, nous nous prenons des murs et nous reproduisons toujours les mêmes schémas et situations entraînant des maladies, ayez conscience que la seule et unique façon de nous en sortir est de changer le processus dans lequel nous sommes. Ce processus qui nous a fait tomber malade ne nous permettra pas d'aller mieux... en le changeant, nous inversons le processus. Un acrobate ne peut pas avancer dans sa figure en restant avec le même trapèze, le lâcher pour en attraper un autre lui permettra de terminer sa figure. Le tout est d'être prêt à lâcher l'ancien pour aller vers le nouveau, qui est inconnu. L'inconnu fait peur car il n'est pas connu. Voilà pourquoi on préfère rester dans le connu qui se nomme la zone de confort mais qui ne fait, en aucun cas, avancer.

J'ai compris que j'étais tombé malade, car, j'avais juste oublié d'écouter mon corps.

Pourquoi ?

Les croyances « boire du lait, c'est bon pour les os », « manger de la viande ça rend fort », « manger du pain car tout le monde mange du pain », « prendre des médicaments car c'est la seule façon d'aller mieux, écoute le docteur il a fait quinze ans d'études il sait de quoi il parle », « fais-toi vacciner ça sauve des vies » ... Un médicament nous permet de rester dans nos anciens schémas, c'est la facilité, nous continuons d'attendre de l'extérieur plutôt que de regarder et d'écouter à l'intérieur.

Maintenant, j'écoute mon corps, je mange que ce dont il a besoin pour être en bonne santé, je me nourris le plus naturellement possible, légèrement et je vais mieux. Plus besoin de produits laitiers, plus besoin de médicaments, de médecin et la viande je m'en passe très facilement tout comme le pain et je n'ai jamais été aussi bien !

Comment écouter son corps ?

Apprendre à détecter le moindre signe en soi, lourdeur d'estomac, reflux, écœurement, nez qui coule, mouchage, éternuements, maux de tête ... tout un tas de signes auxquels nous ne prêtons pas attention en temps normal. Revenir en arrière et se demander « Qu'ai-je mangé hier ? » et tester, manger pas plus de deux aliments par repas, voir la réaction de son corps, supprimer un aliment pendant une semaine et tester à nouveau ... on croit toujours faire bien seulement nous avons une vision erronée de nous et nous sommes régulièrement dans le déni. Regardez-vous et observez-vous comme si vous étiez quelqu'un d'autre et ensuite agissez et mettez en pratique les conseils que vous donneriez pour aller mieux. Je suis devenue le détective privé de mon corps, je m'introspecte, je suis à l'écoute du moindre signe qu'il me donne, je suis focalisée sur mon bien-être intérieur plutôt que de regarder ce que fait le voisin. Même si on se moque de moi car je fais « la chiante de service » à répéter toujours certaines choses, ce n'est pas pour moi que je le fais c'est pour vous, je n'ai rien à y gagner à part garder les gens que j'aime un peu plus longtemps avec moi. Mine de rien, je vais mieux et j'aimerais tellement que mon entourage aille bien et ne tombe pas malade, les voir malades ou se rendre malades, ça a le don de me mettre en colère et de m'agacer. Oui, ils sont responsables de leur santé et de ce qu'ils font et j'essaye de l'accepter, je me force parfois à ne pas intervenir afin qu'ils aient aussi leurs expériences. Un jour ils comprendront ? Ou pas ? Chacun son chemin ...

Aujourd'hui je continue d'apprendre, j'apprends la naturopathie. Dans ce cursus, j'ai appris la réflexologie plantaire et palmaire ce qui m'a permis d'être certifiée de ces méthodes et de devenir auto entrepreneur. J'ai participé à des salons de bien-être et c'est là que j'ai pu raconter mon parcours en faisant des conférences. D'ailleurs, j'ai écrit ma première conférence grâce à mes copines de qi gong qui m'ont demandé un jour de leur raconter mon parcours et comment j'ai fait pour m'en sortir. Tout condenser en une heure, n'était pas évident, pourtant j'ai pris plaisir à le faire et à leur raconter et c'est ce que je fais à chaque fois devant les personnes qui le souhaitent. J'adore raconter que c'est possible et que personne ne doit vous dire le contraire, même pas vous. Tant qu'on est en vie, il est toujours possible de s'en sortir, croyez en vous quoi qu'il arrive, c'est votre seule vraie liberté.

Remerciements spéciaux

Je tiens à remercier tout particulièrement trois femmes, sans qui le livre que vous tenez dans vos mains n'y serait pas !

Grâce à Sabina Idasiak, pendant un mois et demi et sans relâche, nous sommes venues à bout de la correction même si je suis certaine qu'avec plus de temps on aurait pu faire mieux...

Grâce à Cécile Boileau, la couverture reflète le sentiment de libération que j'ai ressenti, même si j'ai été pointilleuse et qu'il a fallu faire plusieurs ajustements...

Grâce à Hélène Babouot, la mise en page et la publication n'ont presque plus de secrets pour moi, même si c'est un énorme travail.

J'ai beaucoup appris grâce à vous sur le secteur du livre et de l'édition. L'auto-édition n'était pas mon premier choix et finalement je ne le regrette pas un seul instant, au contraire. Alors, merci à vous trois.

Et maintenant, à vous de jouer !

Détaillez chaque jour pendant un mois ce que vous faites,

mangez, pensez, buvez, dites

puis prenez contact avec moi,

on en discutera ;-)

www.estelle-godart.fr

Printed in France by Amazon
Brétigny-sur-Orge, FR

17748180R00077